# MAKE-UP

Have fun! xxx

Aus dem Niederländischen von Ingrid Ostermann

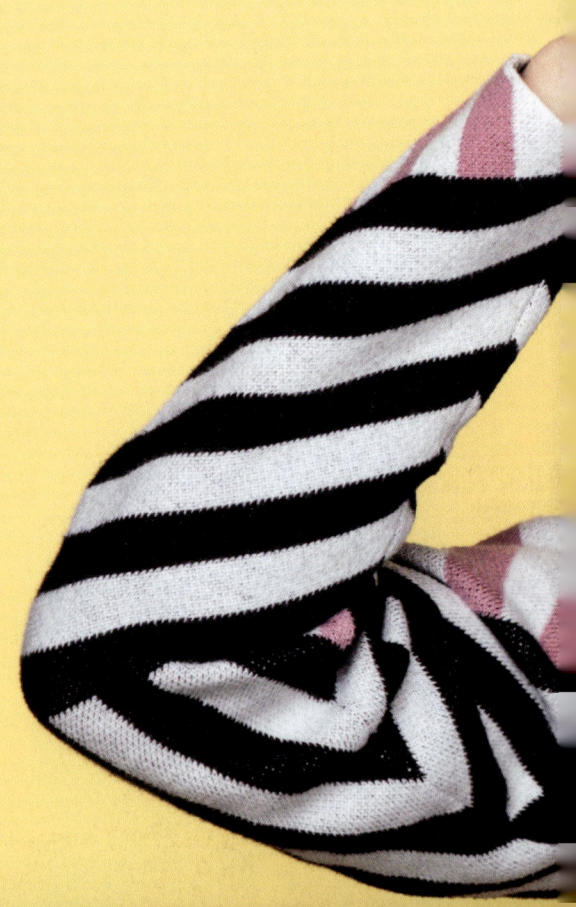

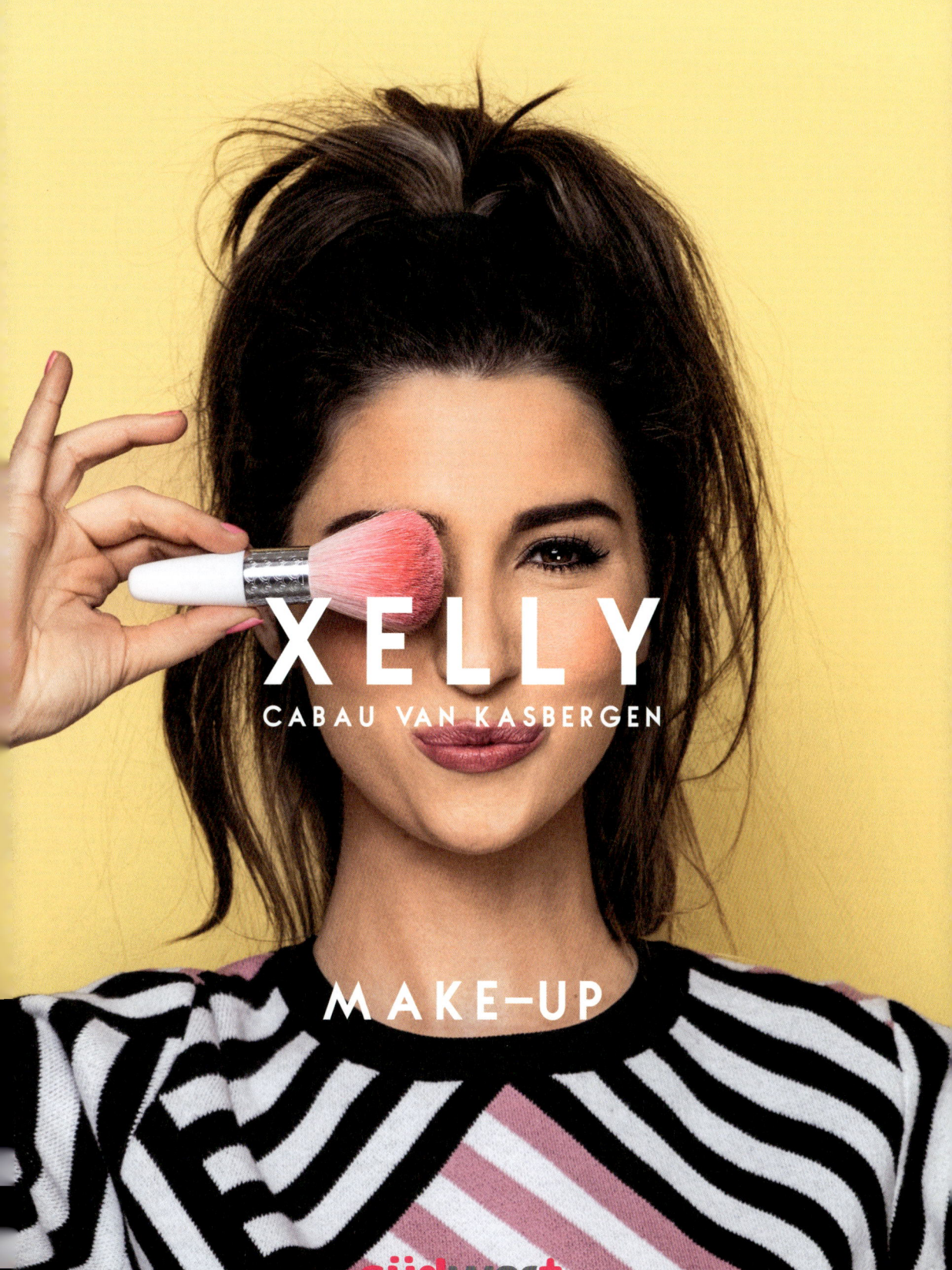

# XELLY
## CABAU VAN KASBERGEN

# MAKE-UP

südwest

1. Auflage 2017
© der deutschen Ausgabe 2017 by Südwest Verlag, einem Unternehmen der
Verlagsgruppe Random House GmbH, Neumarkter Str. 28, 81637 München
Die niederländische Originalausgabe erschien 2015 unter dem Titel
Xelly – Make Up
© 2015 Kosmos Uitgevers, Utrecht/Antwerpen
Unter Mitwirkung von Karen van Ede
Facebook.com/xelly.vankasbergen
Twitter: @xellycvk
Instagram: @xellycvk

Redaktion: Maartje Laterveer
Artdirektion: Jesse Donker
Fotografie: Otto van den Toorn
Illustrationen: Pup Creative, Charlotte Greeven
Fotoproduktion: Haje Mars
Lithografie: Paul Wolzak
Umschlaggestaltung: b'IJ Barbara
Innenlayout: Spletters, grafisch ontwerp, Utrecht
Übersetzung aus dem Niederländischen: Ingrid Ostermann
Projektleitung: Dr. Harald Kämmerer

Druck & Bindung: Alföldi Nyomda Zrt., Debrecen

Printed in Hungary

ISBN 978-3-517-09532-5

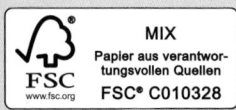

Verlagsgruppe Random House
FSC® N001967

# INHALT

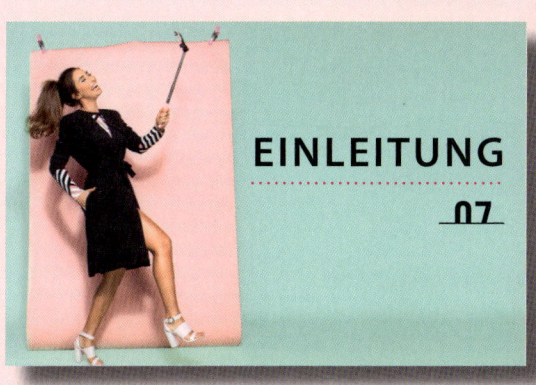

**EINLEITUNG**

07

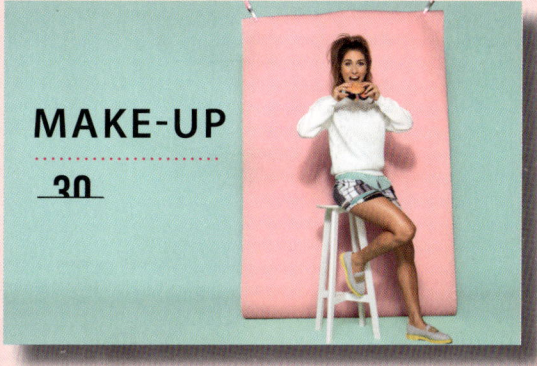

**MAKE-UP**

30

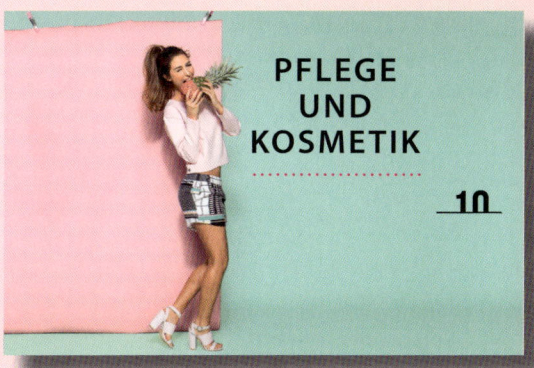

**PFLEGE UND KOSMETIK**

10

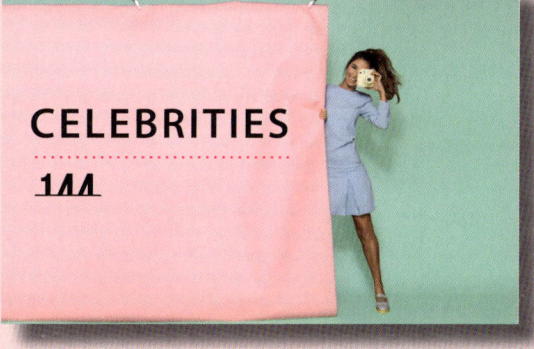

**CELEBRITIES**

144

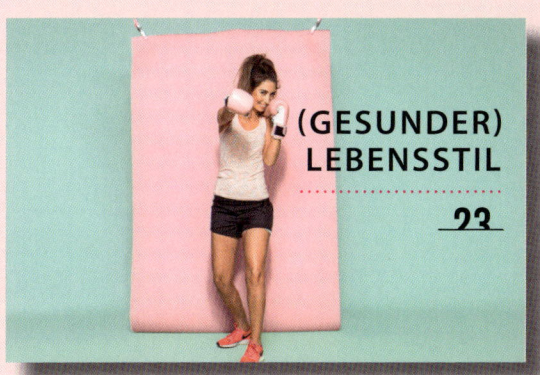

**(GESUNDER) LEBENSSTIL**

23

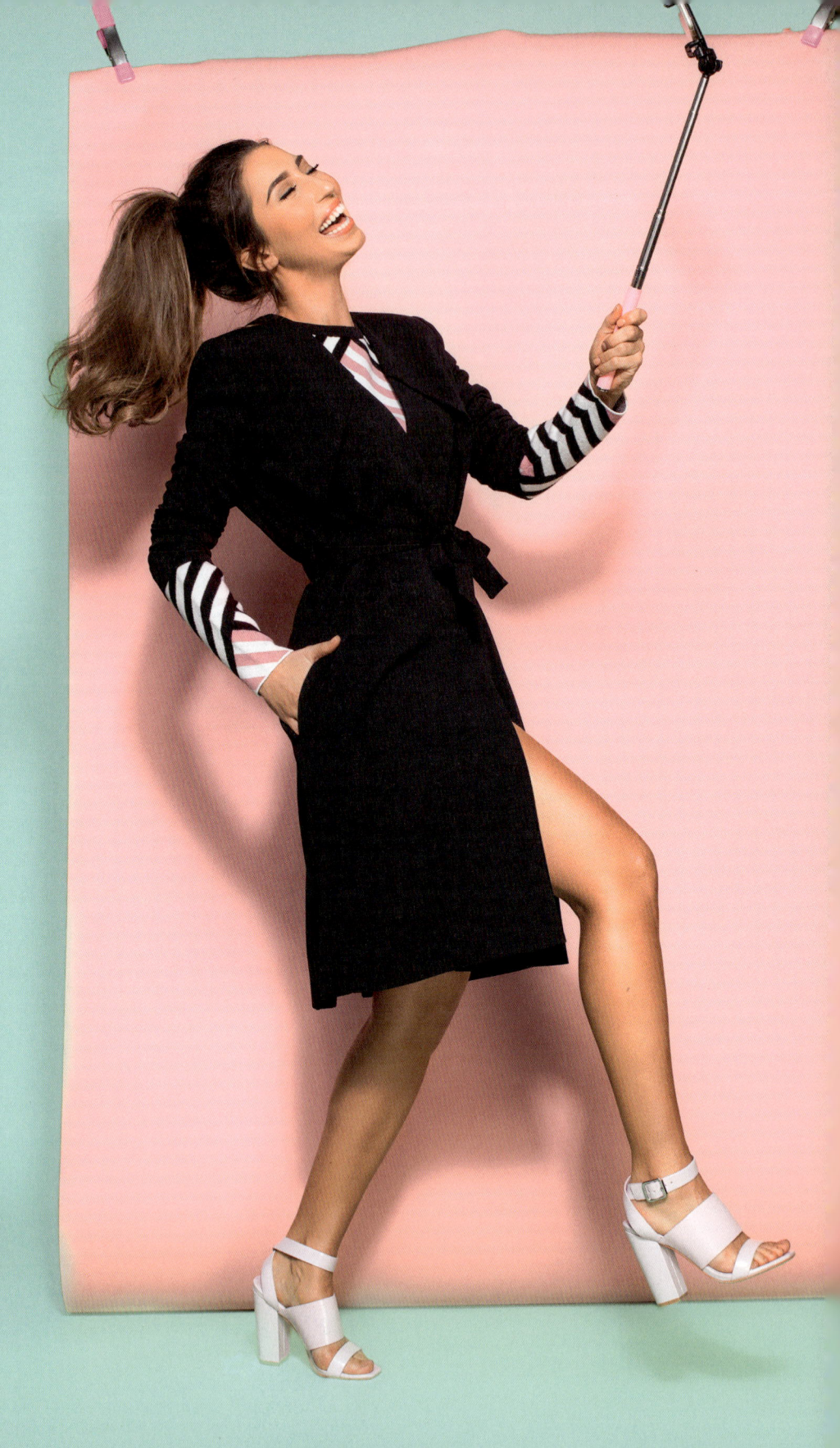

*Verbreite Lebensfreude wie Konfetti um dich herum*

# EINLEITUNG

## ICH MÖCHTE MICH KURZ VORSTELLEN

.............................................................................

x Xelly

## DAS BIN ICH

Make-up ist für mich ein Mittel, um die eigene Persönlichkeit zum Ausdruck zu bringen. Für mich ist es keineswegs eine Maske, hinter der man sich versteckt. Im Gegenteil, mit Make-up kann man seine individuelle Schönheit unterstreichen. Jeder hat diese Schönheit. Du bist am hübschesten, wenn du du selbst bist, wenn du weißt, wer du bist, und damit zufrieden bist. Deswegen ist einer meiner Leitsätze: Selbstvertrauen ist das, was uns wirklich sexy macht! Ich habe schon so viele verschiedene Gesichter gesehen, und doch inspiriert mich jedes aufs Neue.

Ich hoffe, dass ich dich mit diesem Buch ebenfalls inspirieren kann, aber noch viel mehr wünsche ich mir, dass du dich, wenn du vor dem Spiegel stehst, von dir selbst inspirieren lässt, von deinen eigenen Vorzügen und von deiner Kraft. Denn genau darum geht es letztendlich.

## DIE FRAU IM SPIEGEL

Ich hätte früher nie gedacht, dass ich Make-up-Artistin werden würde. Ich wusste ja nicht einmal, dass es diesen Beruf gibt. Ich war viel zu sehr mit meiner Band beschäftigt und wollte Sängerin werden. Ich komponierte die Musik, choreografierte die Tanzbewegungen und peppte unsere Kleidung auf. Dass ich kreativ bin, war mir klar, aber erst als ich meinen Schwestern beim Schminken zusah, wurde mir bewusst: Wow, das ist es, was ich machen möchte!

Meine Mutter legte keinen Wert auf einen perfekten Schminktisch, ihr Make-up war ziemlich unkompliziert. Sie hatte einen roten Lippenstift und eine schwarze Mascara. Sie schminkte sich meistens schnell im Auto. Der Lippenstift war gleichzeitig ihr Rouge, sie zog ihn flüchtig über beide Wangen und verrieb die Farbe. Die Mascara benutzte sie nicht nur für die Wimpern, sondern auch als Lidschatten. Im Handumdrehen war sie fertig und sah den ganzen Tag frisch und gepflegt aus!

Mit meinen Schwestern zusammen fing ich dann an, unterschiedliche Make-ups auszuprobieren. Ich fand es enorm praktisch, dass man gebräunter aussehen konnte, ohne dafür in der Sonne liegen zu müssen. Und dass ich meine Sommersprossen verschwinden lassen konnte, war für mich ein wahres Wunder. Und es wurde noch interessanter, als ich entdeckte, was man mit Kosmetik und Haarstyling sonst noch alles machen kann.

Wir lernten voneinander und wurden durch eigenes Ausprobieren immer besser. Das ist das Gute an Schwestern: Sie sind recht gnadenlos, aber eben auch extrem ehrlich zueinander. Freundinnen sagen schon mal, dass dir etwas steht, nur um dich nicht zu verletzen, eine Schwester aber sagt ohne Zögern: „Bloß nicht, darin wirkst du wie ein Elefant." Oder: „Du trägst zu viel Make-up auf, geht gar nicht." Das klingt vielleicht nicht gerade nett, aber damit kannst du etwas anfangen. Das soll nicht heißen, dass wir hart zueinander sein sollen, aber wir sollten ehrlich zueinander sein. Das bedeutet aber auch, dass du dich nicht scheuen solltest, jemandem ein kleines Kompliment zu machen, wenn dir etwas richtig gut gefällt.

Ich finde, wir Frauen sollten einander helfen. Vieles sieht man bei sich selbst einfach nicht, dafür braucht man andere. Deswegen habe ich dieses Buch geschrieben: Als Handreichung für alle Frauen, die beim Schminken das Beste aus sich machen möchten.

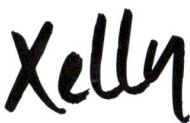

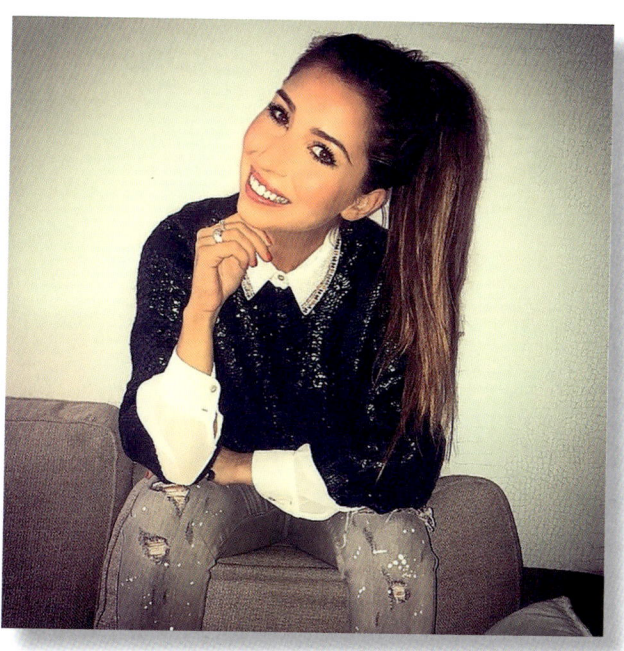

# PFLEGE
## UND
# KOSMETIK

JE BESSER DU DICH FÜHLST, DESTO BESSER SIEHST DU AUS

........................................................

*Die schönste Kurve einer Frau ist ihr Lächeln.*

Bob Marley

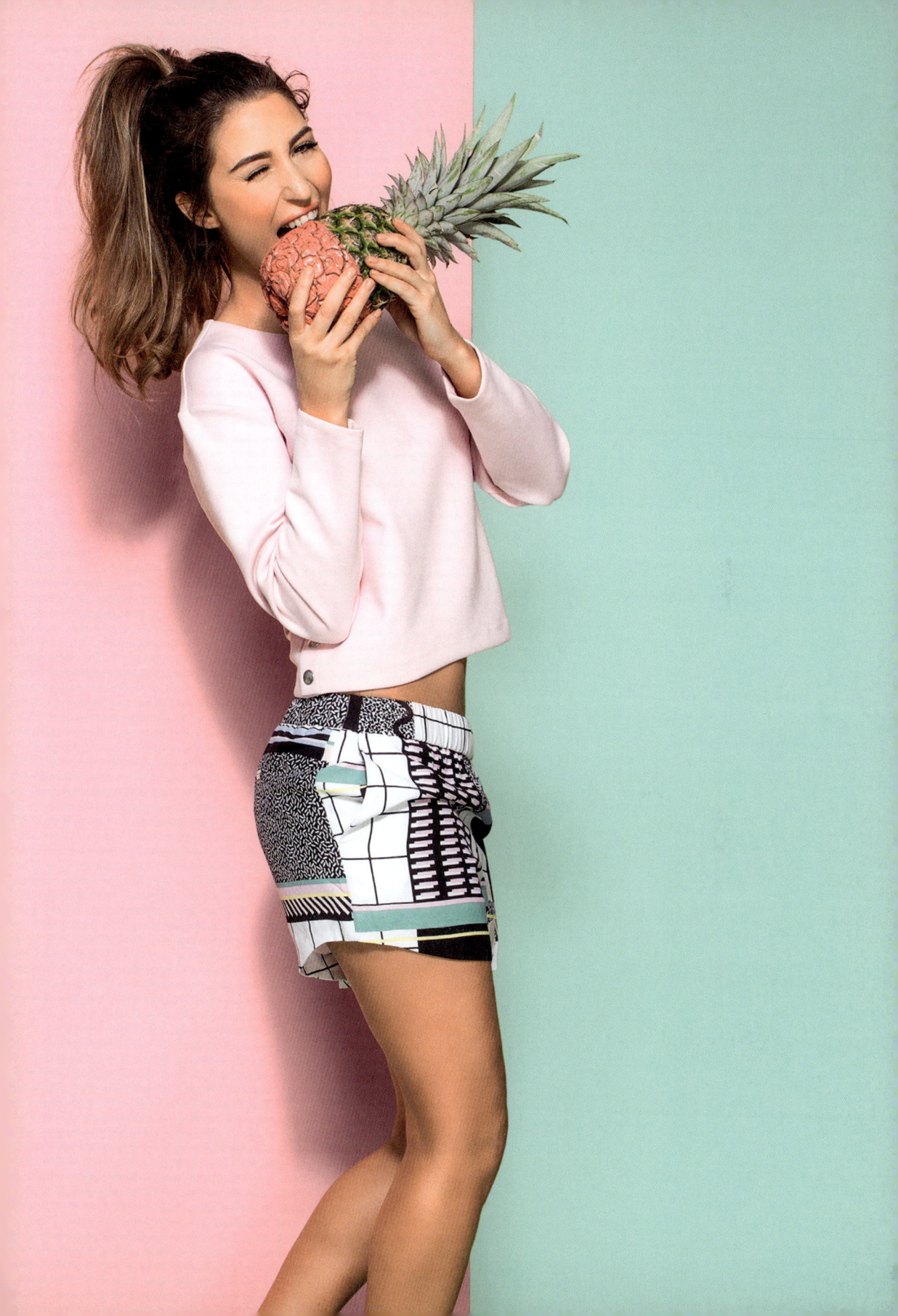

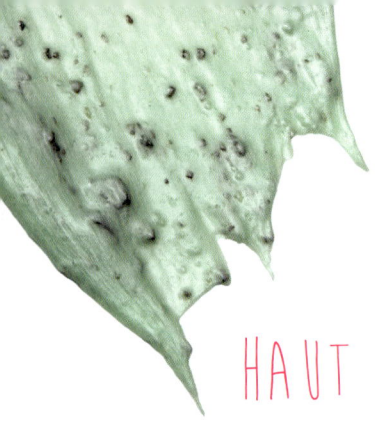

## HAUT

Der Ausgangspunkt für ein perfektes Make-up ist eine schöne Haut! Je gepflegter die Haut, desto natürlicher und schöner das Make-up, das gilt für jedes Alter. Gesichtspflege ist unverzichtbar für ein gelungenes Make-up. Und nicht ganz unwichtig: Eine gepflegte Haut bleibt länger schön. Wir werden alle älter und selbstverständlich gehören Falten zu diesem Prozess dazu. Mich stört das überhaupt nicht, Fältchen machen uns schließlich zu der, die wir sind. Aber es wäre natürlich schade, wenn Fältchen unnötig früh entstehen, bloß weil man nicht die ideale Creme für den eigenen Hauttyp benutzt, sich ungeschützt in der Sonne aufhält, oder wegen einem Zuwenig an Bewegung oder wegen schlechter Ernährung. Mit der richtigen Hautpflege sorgt man für eine gesunde Haut. Die altert, logisch, dann aber in ihrem eigenen natürlichen Tempo.

## HAUTTYPEN

Die richtige Hautpflege beginnt damit, dass man seinen eigenen Hauttyp kennt. Bei trockener Haut braucht man andere Pflege- und Reinigungsprodukte als bei einer fettigen oder Mischhaut. Welchen Hauttyp man hat, kann man ganz leicht selbst herausfinden. Jeder Hauttyp hat nämlich bestimmte sichtbare Kennzeichen. Man kann natürlich auch die Expertenmeinung einer Schönheitsspezialistin einholen oder sich bei einem Verkaufsstand der großen Kosmetikmarken beraten lassen. Einige Markenhersteller bieten beispielsweise einen Hauttest an, bei dem man sein Testergebnis mit nach Hause nehmen kann.

Man sollte jedoch beachten: Die Haut einer 19-Jährigen hat andere Bedürfnisse als die Haut einer 89-jährigen Frau. Wenn man jung ist, sind Feuchtigkeit und Schutz die wichtigsten Elemente der Hautpflege. Wenn man älter ist, braucht die Haut außer Feuchtigkeit und Schutz auch Lipide (Fett) und Anti-Aging-Wirkstoffe.

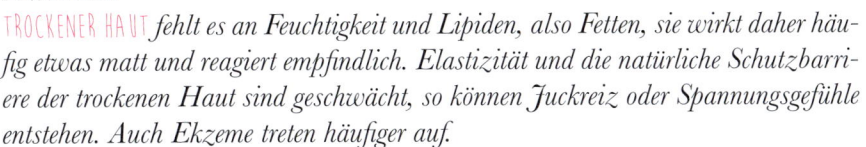

## Welcher Hauttyp bin ich?

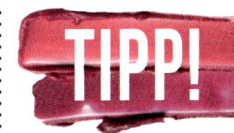

*Man unterscheidet vier verschiedene Hauttypen: trocken, normal, fettig und Mischhaut.*

*TROCKENER HAUT fehlt es an Feuchtigkeit und Lipiden, also Fetten, sie wirkt daher häufig etwas matt und reagiert empfindlich. Elastizität und die natürliche Schutzbarriere der trockenen Haut sind geschwächt, so können Juckreiz oder Spannungsgefühle entstehen. Auch Ekzeme treten häufiger auf.*

*NORMALE HAUT ist zart, feinporig, hat einen ebenmäßigen, rosigen Teint und weist nahezu keine Pickelchen oder raue Stellen auf.*

*FETTIGE HAUT hat viele aktive Talgdrüsen, der Talg liegt als unschön glänzender öliger Film auf der Haut. Fettige beziehungsweise unreine Haut ist häufig erblich bedingt. Auch Stress und Hormonschwankungen können eine Rolle spielen. Fettige Haut lässt sich nicht grundsätzlich verändern, aber man kann sie beruhigen. Außerdem verbirgt sich hinter einem Nachteil oft auch ein Vorteil: fettige Haut neigt weniger zu Fältchen als trockene oder empfindliche Haut.*

*MISCHHAUT glänzt und neigt zu kleinen Unreinheiten besonders in der sogenannten T-Zone zwischen Stirn, Nase und Kinn. Im Bereich der Wangen ist sie normal bis trocken.*

*Alle Hauttypen können empfindlich sein. Die trockene Haut reagiert jedoch am ehesten sensibel auf Wind, Umwelteinflüsse oder Inhaltsstoffe, die Hautirritationen hervorrufen können.*

## REINIGEN

Jede Haut ist auf ein gutes Reinigungsritual angewiesen. Das bedeutet nicht, dass man die Haut schrubben oder dauernd einer zu gründlichen Reinigungsprozedur unterziehen sollte. Unsere Haut ist nämlich von Natur aus gut gegen Bakterien und Schimmelsporen geschützt. Übermäßiges Reinigen bringt nichts, auch dann nicht, wenn man zu Pickeln neigt. Man sollte auf jeden Fall vermeiden, durch zu kräftiges Reinigen die natürliche Schutzschicht der Haut zu beschädigen. Mit Peelings sollte man daher vorsichtig umgehen. Besonders wichtig ist jedoch – viele Frauen vergessen das leider –, die Haut nicht nur abends, sondern auch morgens zu reinigen. In der Nacht werden Abfallstoffe aus dem Körper geleitet, die sich auf der Haut ablagern. Wenn man die Haut vor dem Auftragen der Tagescreme also nicht reinigt, reibt man diese Abfallstoffe wieder in die Haut, statt sie zu entfernen.

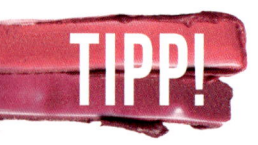

> *WASSER Auch Wasser kann die Haut austrocknen. Eine feuchtigkeitsarme oder sensible Haut nicht zu häufig mit Wasser in Kontakt bringen. Stattdessen lieber, je nach Hauttyp, mit Reinigungsprodukten in Form von Creme, Öl oder Milch reinigen.*

## TAGESCREME

Teure Cremes sind nicht immer besser, meistens jedoch auf dem neusten Stand: Sie enthalten die neusten Inhaltsstoffe und Techniken, die erst später, wenn die Patente abgelaufen sind, auch in preiswerteren Produkten Verwendung finden. Ein wichtiger Bestandteil guter Cremes ist Hyaluronsäure. Sie ist ein natürlicher Bestandteil unserer Haut und bindet Feuchtigkeit. Bei trockener Haut ist es also besonders hilfreich, die Feuchtigkeitsdepots mithilfe von Kosmetikprodukten wieder aufzufüllen, die Hyaluronsäure enthalten. Dabei sollte man jedoch darauf achten, dass die Tagescreme keine Mineralöle enthält, denn die Wirkung von Mineralölen auf unsere Haut wird zum Teil recht kritisch betrachtet. Weiterhin gibt es noch feuchtigkeitsspendende Wirkstoffe auf Ölbasis, die durch Kälte, Heizungsluft oder ein zu kräftiges Peeling verloren gegangene Lipide ersetzen können.

## NACHTCREME

Neben einer guten Tagescreme, abgestimmt auf den jeweiligen Hauttyp, ist eine gute Nachtcreme unerlässlich. Die Regenerationsprozesse der Haut sind nachts viel intensiver als tagsüber. Zwischen elf Uhr abends und drei Uhr in der Früh sind die Zellen am aktivsten. Ausscheidungsprodukte werden abtransportiert, Lipide aufgebaut und die Feuchtigkeitsbalance der Haut wird wiederhergestellt. Unsere Haut ist nachts wärmer, dadurch können die wirksamen Inhaltsstoffe besser aufgenommen werden. Eine gute Nachtcreme ist also auf jeden Fall eine sinnvolle Investition. Sollte die Anschaffung einer Tages- und einer Nachtcreme das Budget zu sehr strapazieren, kann die Tagescreme auch für nachts verwendet werden. In diesem Fall sollte man sich für ein Produkt ohne Lichtschutzfaktor entscheiden. Wegen möglicher Hautirritationen wird nämlich vom Schlafen mit chemischem Lichtschutzfaktor abgeraten.

# AUGENCREME

Auch eine Augencreme kann eine lohnende Investition sein. Augencremes haben häufig eine dünnere Konsistenz als Tagescremes und ziehen schneller ein. Dadurch wird die Gefahr, Creme ins Auge zu bekommen, verringert. Augencreme arbeitet man am besten mit sanften, klopfenden Bewegungen ein, nicht reiben! Produkte mit hohem Lichtschutzfaktor dürfen häufig nicht in Nähe der Augen eingesetzt werden. Daher gibt es leider nicht allzu viele Augencremes, die mit einem Lichtschutzfaktor ausgestattet sind. Am besten kann man in der Drogerie oder Parfümerie gezielt danach fragen, denn mit ihnen kann man störende Pigmentflecken verhindern, die beispielsweise dunkle Augenringe noch dunkler machen.

# GESICHTSMASKEN

Ich finde Gesichtsmasken toll, besonders weil man währenddessen nichts weiter tun kann als entspannen! Unabhängig davon tut eine gelegentliche Gesichtsmaske als Pflegeextra unserer Haut einfach gut. Es gibt Masken, die wie eine Feuchtigkeitsspritze oder eine Beruhigungskur wirken, und solche, die einen mattierenden Effekt haben. Wieder andere stimulieren die Kollagenproduktion oder wirken wie ein chemisches Peeling – eine besondere Form des Peelings, bei dem zum Beispiel Fruchtsäure eingesetzt wird. Und eine After-Sun-Maske bringt Linderung, wenn die Haut etwas zu lang der Sonne ausgesetzt war. Das Gesicht sollte vor dem Auftragen der Maske immer mit lauwarmem Wasser gewaschen werden, denn dadurch öffnen sich die Poren. Masken sollten nicht zu sparsam aufgetragen werden, Hals und Dekollté nicht vergessen.

AUFWÄRTS MASSIEREN *Die Wirkung von Cremes kann mit der richtigen Auftragetechnik verstärkt werden: die Creme hierbei mit kreisenden, aufwärts gerichteten Bewegungen einmassieren, bei den Wangen beginnen. Das kostet nicht mehr Zeit und die kleine Mühe lohnt sich!*

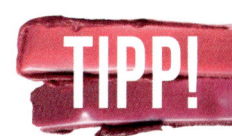

TIPP!

# FÄLTCHEN?

Fältchen sind kleine Furchen in der Oberfläche der Haut. Sie lassen sich nicht reparieren, aber mildern. Und man kann dafür sorgen, dass sie nicht tiefer werden.

Es gibt verschiedene Arten von Fältchen: Trockenheitsfältchen und Mimikfältchen sowie Fältchen durch ein Zuviel an Sonne oder durch Narben. Mimikfältchen, zum Beispiel die Augenfältchen (sehr elegant auch als Krähenfüße bezeichnet) oder Mundfältchen, tauchen zumeist als Erstes auf. Sie entstehen durch Lachen oder beim Ziehen eines überraschten, amüsierten, besorgten oder zornigen Gesichts, denn dabei wird die Gesichtsmuskulatur beansprucht. Durch die Häufigkeit und die Wiederholung graben sich irgendwann kleine Furchen ein. Bekannt sind natürlich auch die sogenannten Zornesfalten zwischen den Augenbrauen oder die horizontalen Stirnfalten, die durch häufiges Grübeln hervorgerufen werden können.

Bei trockener Haut entstehen die Furchen schneller, deswegen ist es so wichtig, die Haut immer ausreichend mit Feuchtigkeit zu versorgen. Eine Feuchtigkeitspflege mit Hyaluronsäure sollte fester Bestandteil des persönlichen Anti-Falten-Programms sein. Auch Lipide spielen bei der Vermeidung von Fältchen eine wichtige Rolle. Öle beispielsweise enthalten all die aktiven Inhaltsstoffe, die unsere Haut ausreichend pflegen und nähren und sie glatt und geschmeidig machen.

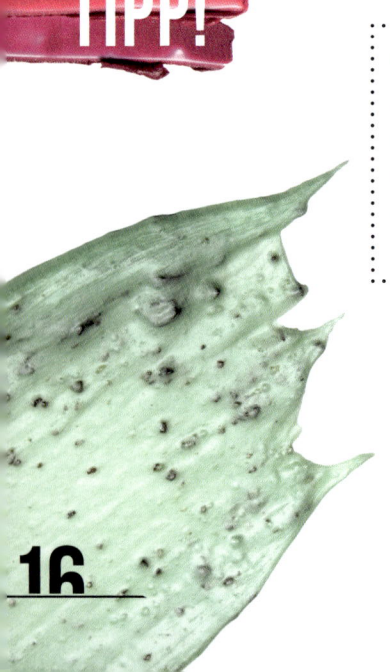

**TIPP!**

DUNKLE AUGENRINGE? *Den Tee-, Kaffee- und Alkoholkonsum einschränken, denn diese drei weiten die feinen Blutgefäße, die dann durch die dünne Haut schimmern. Auch Eisenmangel kann Augenringe verursachen, also eventuell abklären lassen. Make-up sollte vorsichtig entfernt werden. Insbesondere die zarte Haut der unteren Augenpartie sollte mit größter Sensibilität behandelt werden.*

# SCRUBBEN

Ein Scrub entfernt auf schnelle und effektive Weise abgestorbene Hautzellen. Bei dieser Form von Peeling sorgen speziell abgerundete Körnchen dafür, dass keine Kratzer auf der Haut entstehen. Sie werden zum Beispiel aus Reis, Pflanzenkernen oder anderen leicht schleifenden Substanzen hergestellt. Man sollte jedoch darauf achten, dass man nur Produkte wählt, die keine Mikroplastikteilchen enthalten, da diese unsere Umwelt, insbesondere die Meere, belasten. Mit der ToxFox-App vom BUND (http://www.bund.net/themen/chemie/toxfox/) oder mit der Beat-the-Microbead-App (http://get.beatthemicrobead.org/) lässt sich das vor dem Kauf leicht überprüfen. Je nach Hautzustand kann man bis zu dreimal wöchentlich einen Scrub verwenden, einmal pro Woche ist jedoch schon ausreichend. Nach der Behandlung immer eine feuchtigkeitsspendende Creme oder Lotion auftragen. Bei empfindlicher Haut sollte man natürlich vorsichtig sein und unter Umständen ganz auf Peelings verzichten.

# POREN

Nicht nur Fältchen gehören zum Älterwerden, sondern auch vergrößerte Poren. Im Laufe der Jahre lässt die Spannkraft unserer Haut nach, sie wird schlaffer. Dadurch vergrößern sich die Poren. Es gibt bisher so gut wie kein Mittel, das diesem Prozess entgegenwirken kann. Eventuell kann eine IPL-Behandlung – eine Technologie, die mit Lichtwellen arbeitet – das Hautbild verbessern. Außerdem lohnt es sich, mit mattierendem Puder zu experimentieren.

Man sollte darauf achten, dass sich keine Bakterien in die vergrößerten Poren einnisten können, denn so entstehen unschöne Mitesser (Komedonen). Daher auch Hände weg aus dem Gesicht! Mit einem gelegentlichen Dampfbad werden Schmutz und Bakterien ausgeschwitzt und die Haut wieder porentief rein. Es gibt auch Gesichtsmasken mit Aktivkohle (Active Charcoal), die Hautschüppchen und Schmutzpartikel wie ein Magnet anziehen und so die verstopften Poren befreien.

# NÄGEL

Unsere Nägel müssen oft ziemlich viel aushalten. Schöne und kräftige Nägel bedürfen intensiver Pflege. Man sollte daher einige Dos und Don'ts beachten. Am wichtigsten: nicht auf den Nägeln kauen! Außerdem: die Nägel nicht als Werkzeug einsetzen und die Nägel nicht schneiden. Die schonendste Methode zum Nagelkürzen, mit der man übrigens auch kleine Risse wegarbeiten kann, ist Feilen. Darüber hinaus: vor dem Auftragen des Nagellacks immer einen pflegenden Unterlack (Base Coat) oder alternativ einen Lack mit Keratin verwenden. Er schützt und pflegt und regt darüber hinaus das Nagelwachstum an. Durch regelmäßiges „buffen", also dem leichten Anfeilen der Nagelplatten, werden die Nägel glatt und glänzend. Achtung, höchstens einmal im Monat buffen, sonst wird die Nagelsubstanz zu dünn.

Nägel und Nagelhaut sollten mit einem guten Nagelöl oder auch mit Kokos- oder Mandelöl gepflegt werden. So werden die Nägel elastischer und brechen nicht so leicht ab.

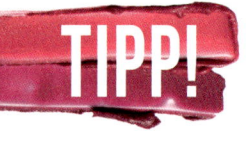

**TIPP!**

SCHELLACK *Der neuste Trend in den Nagelstudios verspricht sofort trocknenden, makellosen Nagellack für zwei Wochen. Und er schadet den Nägeln nicht. Im Gegenteil: Schwache Nägel werden gestärkt. Gute Nachricht für Nagelkauer: Schellack hält vom Nagelbeißen ab!*

KEINEN NAGELENTFERNER ZUR HAND? *Kein Problem, einfach eine Schicht Base Coat auftragen, fünf Sekunden warten und das Ganze mit einem Wisch entfernen!*

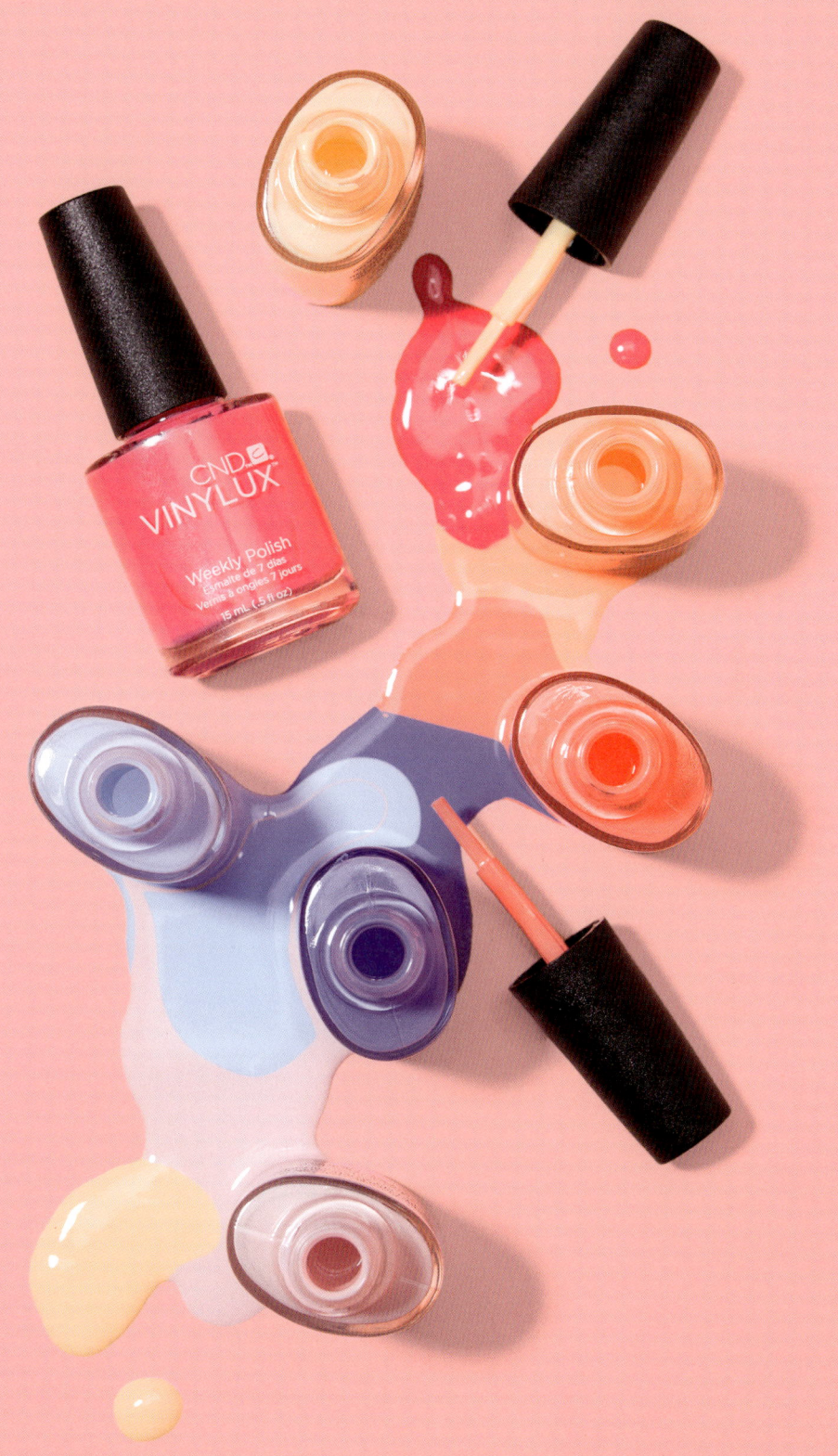

# HÄNDE

Gepflegte Hände sind unsere Visitenkarte. Es heißt, Hände verraten das wahre Alter. Da ist etwas dran, zumindest wenn man Fältchen, Risse und trockene Haut nicht mit Pflegeprodukten abmildert. Eine gute Pflege lohnt sich also!

Trockene Haut ist das größte Problem, denn die Hände werden dadurch rau und faltig. Zur Vorbeugung sollte man die Hände nicht zu häufig und vor allem nicht mit Seife (besser: seifenfreie Waschlotion) oder heißem Wasser waschen. Bei Kälte unbedingt Handschuhe tragen!

Wenn die Hände sehr trocken sind, sollte man ab und zu vor dem Schlafengehen eine reichhaltige Handcreme dick auftragen oder ein Handöl verwenden. Am besten über Nacht dünne Handschuhe darüber anziehen, das intensiviert die Wirkung.

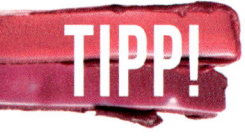

**TIPP!**

**STRAHLEND WEISSE ZÄHNE** *Bitte nicht mit Zitronenschnitzen herumexperimentieren! Diese Methode schadet den Zähnen. Es gibt viel bessere und gesündere Methoden, um weißere Zähne zu bekommen:*
- *Zahnpasta mit aktivem Sauerstoff wirkt sich zum Beispiel positiv auf die Mundgesundheit aus und macht die Zähne weißer.*
- *Regelmäßig den Mund mit Öl durchspülen, das sogenannte Ölziehen, mit Kokos-, Sesam- oder Sonnenblumenöl.*

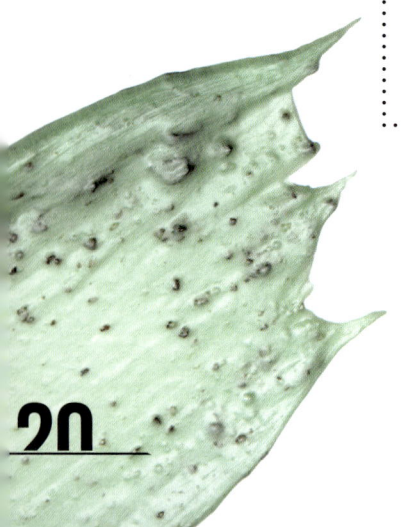

# ZÄHNE

Die Zahnpflege gehört selbstverständlich zur täglichen Beauty-Routine. Da kann der Mund noch so hübsch geschminkt sein, wenn die Zähne nicht strahlen, wirkt das Lächeln gleich nur noch halb so frisch. Was kann man für strahlend weiße Zähne tun? Ganz einfach: gründlich Zähne putzen, jedes Mal mindestens zwei Minuten lang. Beim Putzen mit der Bürste auf dem Rand zwischen Zähnen und Zahnfleisch ansetzen.

Am besten eine Spezialzahnpasta (Whitening) und eine elektrische Zahnbürste verwenden. Teilweise haben diese sogar einen integrierten Timer oder sie geben ein Warnsignal ab, wenn man zu fest aufdrückt. Bei empfindlichen Zähnen oder Zahnhälsen kann das eine wichtige Unterstützung sein.

Die Bürste sollte spätestens nach einem halben Jahr ausgetauscht werden. Und zu guter Letzt: wenig Kaffee, Tee und Alkohol trinken!

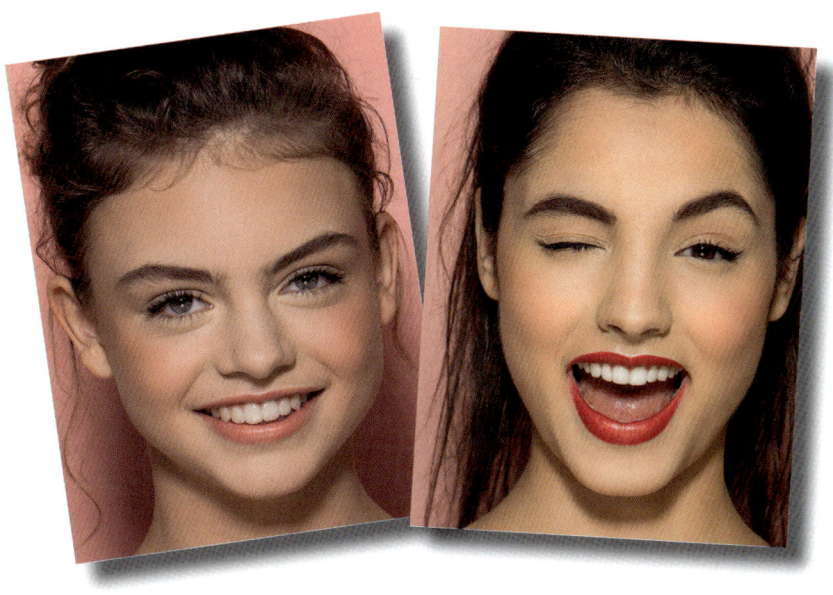

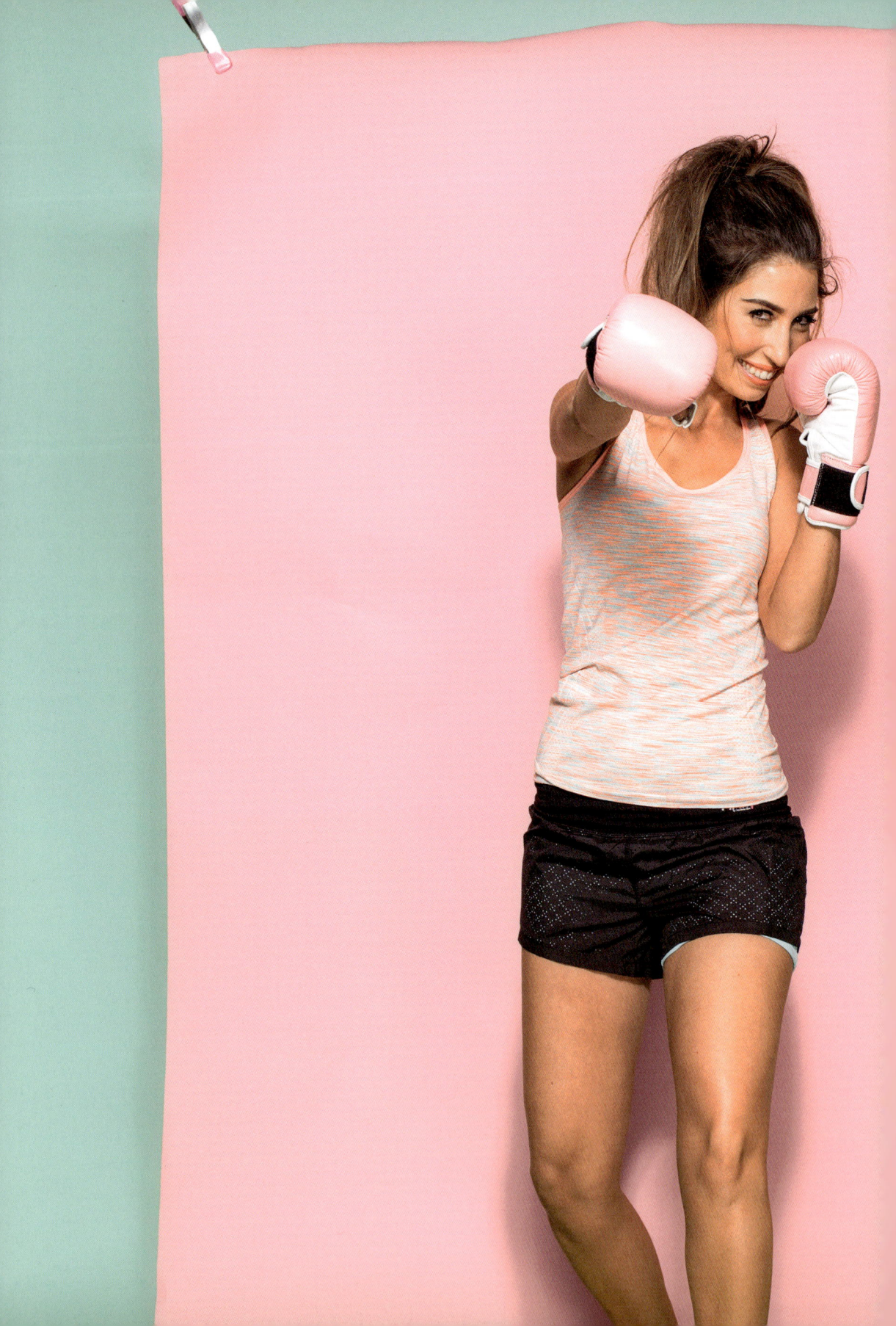

# (GESUNDER) LEBENSSTIL

GESUND ESSEN, AUSREICHEND BEWEGUNG

························································

UND STRESS VERMEIDEN

························································

Kümmere dich um deinen Körper. Er ist der einzige Ort, den du zum Leben hast.

# ERNÄHRUNG

Die Haut ist unser größtes Organ und mit den richtigen Nährstoffen sorgen wir dafür, dass sie schön bleibt. Eine gesunde Ernährung lohnt sich, denn sie kräftigt indirekt unsere Haut und macht uns von innen heraus schön.

- Karotten, Aprikosen und Melone enthalten viel Vitamin A und C, gut für die trockene und sensible Haut.
- Vitamin $B_5$ ist ein wahrer Feuchtigkeitsspender und ist in Quark, Joghurt und Käse enthalten.
- Antioxidantien können die Zellen vor freien Radikalen schützen. Freie Radikale stehen am Anfang vieler Gesundheitsbeschwerden, denn sie greifen unsere Zellen an und schädigen die DNA. Sie entstehen unter anderem durch Sonneneinstrahlung und Alkohol. Antioxidantien finden sich in Obst (besonders in Ananas, Äpfeln, Birnen, Bananen, Orangen und Beerenfrüchten, vor allem in Himbeeren) sowie in grünem Blattgemüse wie Spinat, Mangold oder Chinakohl. Richtiges Beauty-Food sind auch fetter Fisch (Hering, Makrele und Lachs) und Avocado.

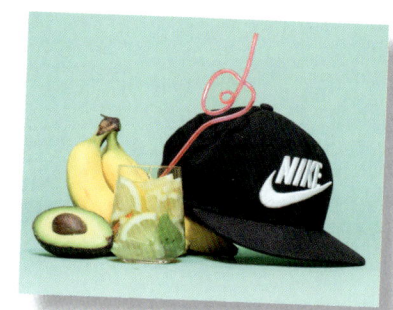

- Nüsse und pflanzliche Öle sorgen für eine geschmeidige Haut. Walnussöl ist wegen seines hohen Omega-3-Gehalts besonders empfehlenswert.
- Karotten enthalten viele Nährstoffe, die gut für die Haut sind. Das Betacarotin kann der Haut bei ausreichendem Verzehr sogar etwas Farbe verleihen. So lässt sich Blässe also auf eine natürliche Weise vertreiben!

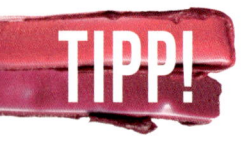

**TIPP!**

WASSER TRINKEN *Viel trinken hilft zwar nicht gegen trockene Haut, ist aber gesund. Ein Liter pro Tag sollte es schon sein, zusätzlich nehmen wir aber auch Flüssigkeit aus anderen Nahrungsmitteln auf. Tee zählt mit, solange es kein schwarzer Tee ist. Die natürliche Schutzschicht der Haut ist der Dreh- und Angelpunkt, sie darf nicht beeinträchtigt werden. Wenn sie in bester Kondition ist, kann sie die Feuchtigkeit binden. Übrigens, es geht das Gerücht um, dass Kaffee unserem Wasserhaushalt Feuchtigkeit entzieht. Ein zusätzliches Glas Wasser im Anschluss an eine Tasse Kaffee kann also nicht schaden.*

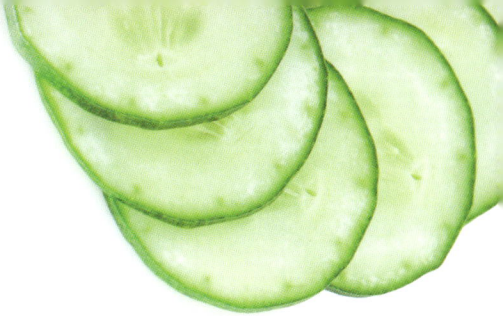

# BEWEGUNG

Auch ausreichende Bewegung trägt zu einem schönen Teint bei. Wer Sport treibt, kurbelt den Kreislauf an und verbessert so die Sauerstoffaufnahme, und das wiederum kommt der Haut zugute. Außerdem werden Endorphine freigesetzt, die sogenannten Glückshormone, die dafür sorgen, dass wir uns gut fühlen. Simpel, aber wahr: Glückliche Frauen sehen einfach besser aus! Man braucht sich aber nicht gleich bei einem Sportstudio anzumelden, wenn man dazu eigentlich keine Lust hat. Stattdessen einfach eine halbe Stunde mit den Rollerskates durch den Park, eine Runde Tennis spielen oder in netter Begleitung (mit Hund oder noch besser: mit dem Schatz) einen Wald- oder Strandspaziergang machen. Das Schöne daran: Man entspannt sich dabei. Und Entspannung ist genau wie Bewegung ein toller Schönmacher für die Haut.

Nach großer körperlicher Anstrengung sollte man immer warm statt kalt duschen, da sich so Schweiß und Reste von Sonnenschutzprodukten besser lösen. Zu heißes Duschen wiederum trocknet die Haut aus.

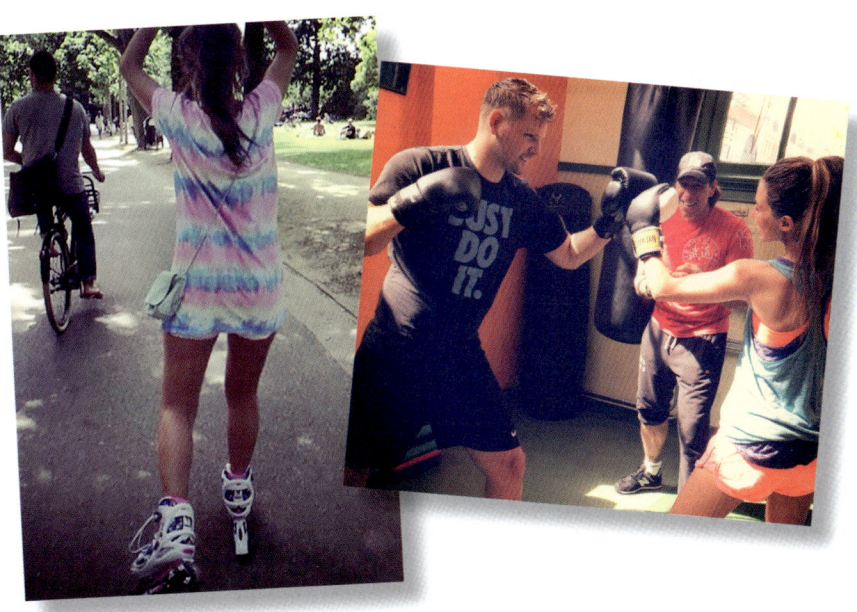

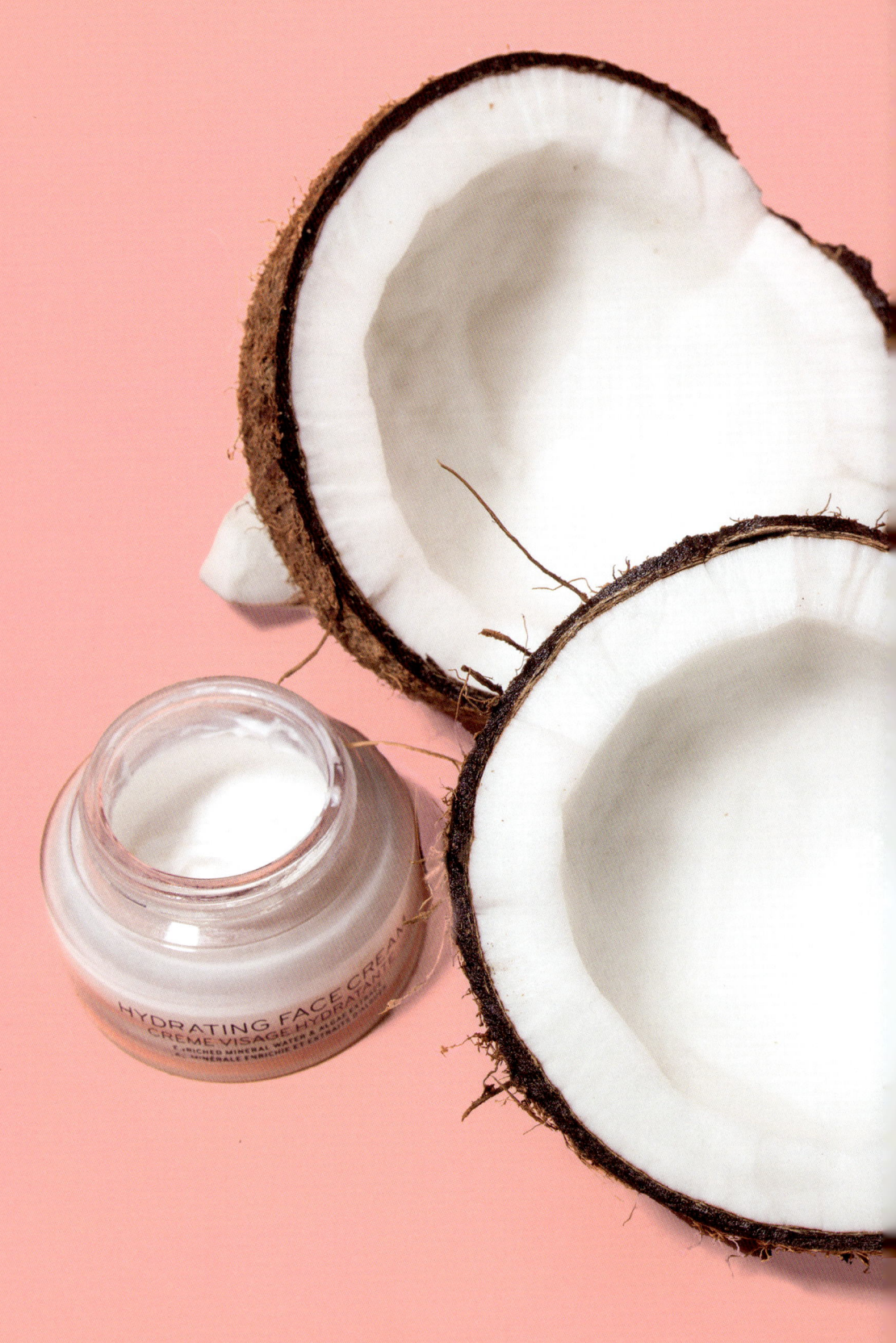

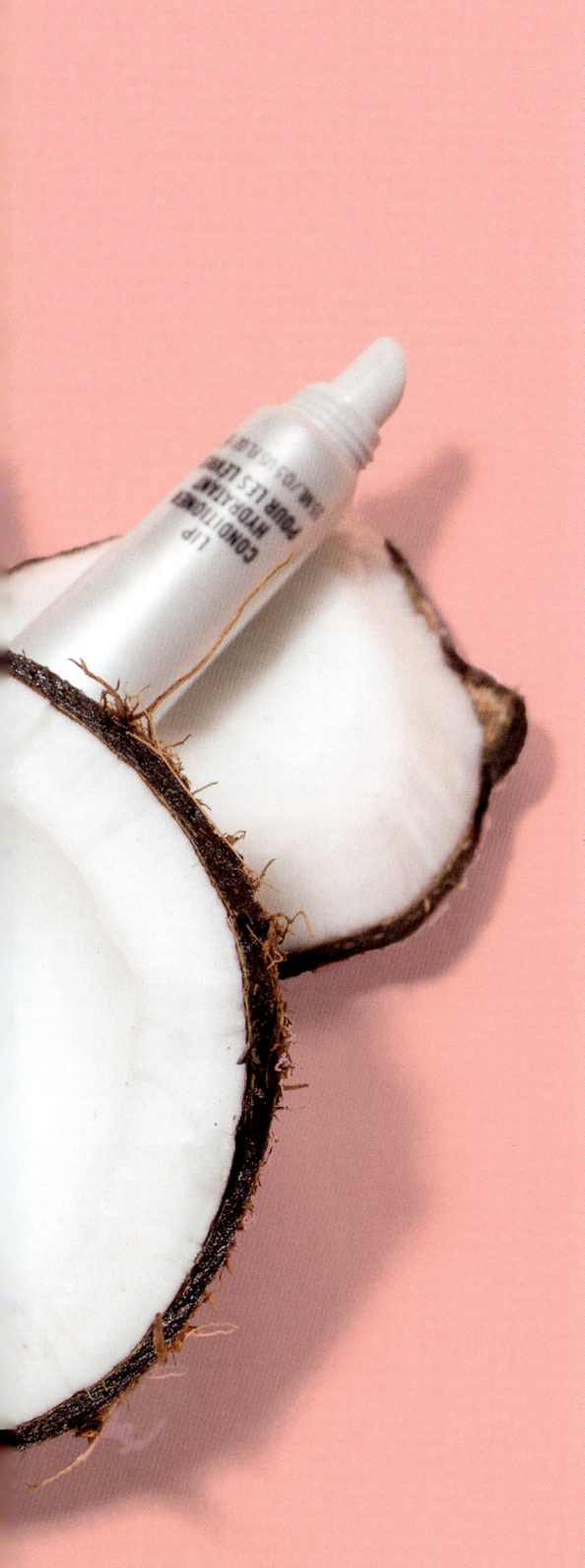

# selbst gemacht & gesund

KOKOSÖL *ist toll und sollte in jedem Badezimmer stehen. Es ist gut für das Haar, zum Beispiel als Maske. Es lässt Wimpern und Augenbrauen nicht nur schneller wachsen, sondern auch fülliger werden. Es ist gut für die Haut, zum Beispiel als Gesichtsmaske, als Lippen- oder auch als Nagelhautpflege. Außerdem eignet es sich zum gesunden Kochen und Braten! Kurzum: einfach klasse!*

HONIG *besitzt Heilwirkung und ist für jeden Hauttyp geeignet. Eine Gesichtsmaske aus Honig und Avocado oder aus leicht erwärmtem Honig mit einem Schuss Olivenöl wirkt Wunder bei trockener Haut.*

EISCHNEE *mit einigen Tropfen Zitronensaft pflegt fettige Haut.*

MANDELÖL *pflegt die Haut, macht sie geschmeidig und wirkt dem Austrocknen entgegen. Mandelöl kann prima als Bodylotion oder zur Hand- und Haarpflege eingesetzt werden.*

ZUCKER *tut uns nicht gut, das wissen wir, er schadet darüber hinaus aber auch der Haut. Zuckermoleküle können die Elastizität beeinträchtigen, indem sie Kollagen und Elastin angreifen. Und gerade diese Proteine machen unsere Haut geschmeidig und elastisch. Zucker macht die Haut also faltiger und schlaffer. Aber halt, den Zucker nicht gleich wegwerfen! Er kann als Scrub noch gute Dienste leisten. Die Tüte ins Bad stellen und bei Gelegenheit einfach mal statt eines Salzscrubs verwenden, das trocknet die Haut nämlich manchmal aus.*

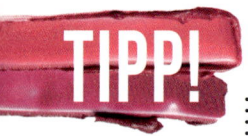

**TIPP!**

**LSF** *Zur Hautpflege gehört selbstverständlich ein guter Sonnenschutz, das gilt auch für den Winter, UV-Strahlung kennt schließlich keine Jahreszeiten. Sonnenschutzmittel haben einen bestimmten Lichtschutzfaktor (LSF), der die UV-Strahlung abhält. Diese fördert nicht nur den Alterungsprozess der Haut, sondern kann auch DNA-Schäden verursachen, die später zu Hautkrebs führen.*
*Für den Alltag in Schule und Beruf sollte man mindestens LSF 15 wählen, für längere Aufenthalte draußen, zum Beispiel im Biergarten oder am Strand, sollte es LSF 30 sein. Der Sonnenschutz sollte nicht mit der Tagescreme gemischt werden, die Wirkung des LSF wird sonst verringert. Also erst die Tagescreme auftragen, danach die Sonnencreme. Sonnenspray lässt sich auch über dem Make-up aufbringen. Vorsicht: darauf achten, dass keine Flecken entstehen. Nach zwei Stunden sollte nachgecremt werden. Make-up und Sonne widersprechen sich übrigens nicht, im Gegenteil, Make-up kann die Haut sogar vor Sonne schützen!*

**SICH BRÄUNEN** *Wird man mit einem hohen LSF überhaupt noch braun? Ja, nur langsamer. Neuerdings gibt es auch Sonnenschutz, der die Melaninproduktion anregt, so wird man auch mit einem hohen LSF wieder schneller braun.*

**WORAUF SOLLTE MAN ACHTEN?** *Die Wirksamkeit von Sonnenschutz ist in vier unterschiedliche Schutzklassen eingeteilt, auf dem jeweiligen Produkt ist diese angegeben: niedrig, mittel, hoch bis sehr hoch. LSF 50+ ist die höchste. LSF 50 und LSF 30 unterscheiden sich in ihrer Schutzwirkung kaum. Die Produkte und Marken unterscheiden sich vor allem durch beispielsweise den Zusatz von Antioxidantien (wirken der Hautalterung entgegen) oder von bestimmten Ölen. Statt mehrere Sonnenprodukte zu kaufen, von denen man dann die Hälfte mit ins nächste Jahr nimmt, ist es viel sinnvoller, ein Produkt der mittleren Preiskategorie zu wählen und dieses im selben Jahr zu verbrauchen. Wenn*

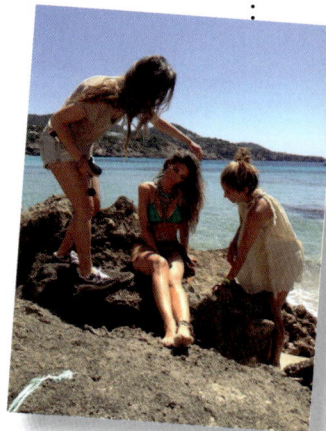

*die Flasche oder Tube erst einmal offen ist, nimmt der LSF im Laufe der Zeit nämlich ab, sodass man im nächsten Jahr eventuell nicht mehr ausreichend geschützt ist.*

**SPRAY-TANNING** *Bräunen auf der Sonnenbank kann schädlicher sein als in der Sonne, weil die Haut unvermittelt einer hohen Dosis UV-A-Strahlung ausgesetzt wird, die tiefer in die Haut eindringt (daher auch das Solarienverbot für unter 18-Jährige). Sonnenbrand ist mit das Schlimmste, was wir unserer Haut antun können. Regelmäßiges kurzes Sonnen ist viel verträglicher, als sich einmal im Jahr konzentriert für ein oder zwei Wochen in die Sonne zu legen. Bräunung ist der natürliche Schutzmechanismus der Haut gegen UV-Strahlung, dabei verdickt sie sich und bildet das Pigment Melanin. Wie schnell das geht, hängt vom Hauttyp ab.*

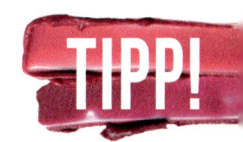
*Hat man sich doch einmal verbrannt, sollte man die Wärme mit einem After-Sun-Produkt aus der Haut ziehen. Die Haut braucht jetzt intensiv pflegende Produkte und sollte möglichst wenig mit Wasser in Kontakt kommen. Spray Tan (Selbstbräuner) ist eine gute Alternative zum Sonnen. Zum Pflichtprogramm bei dieser Methode gehört ein Srub oder Peeling, etwa 24 Stunden vor der Anwendung. Das Spray Tan der Wahl sollte nicht mehr als 14 Prozent DHA (Dihydroxyaceton) enthalten, ein Wirkstoff, der mit Aminosäuren in der obersten Schicht der Haut braune Pigmente bildet. Achtung: Spray Tan hat keinen LSF!*

*SCHLAF Schlafmangel kann zu Falten führen. Schon nach einer schlechten Nacht sieht man verknittert aus, wenn man jedoch über einen längeren Zeitraum schlecht schläft, macht sich das an der Haut bemerkbar. Tränensäcke, dunkle Ringe unter den Augen, stumpfe, schlaffe Haut oder Pickel sind die Folge. Wer rund um elf Uhr abends zu Bett geht, kann optimalen Nutzen aus der erhöhten nächtlichen Zellaktivität ziehen. Nach sieben oder acht Stunden Schlaf steht man regelrecht erquickt wieder auf.*

## STRESS

Studien haben ergeben, dass die Hautzellen von Frauen, die heftigem Stress ausgesetzt sind, vom Zustand her neun- bis 17-mal älter sind als die der gleichaltrigen Lebensgenießerinnen. Es ist also wissenschaftlich erwiesen, dass Stress den Alterungsprozess beschleunigen und die Zellerneuerungsprozesse negativ beeinflussen kann. Es kommt zu einer Abnahme der Stoffe, die dem Austrocknen der Haut entgegenwirken, nämlich den sogenannten Ceramiden und Natural Moisturizing Factors (NMF). Also, wenn Dauerstress Körper und Geist aus der Balance gebracht hat, ist Entstressen angesagt: Yogamatte ausrollen, Atemübungen machen (ruhig einatmen durch die Nase, ausatmen durch den Mund) oder an die frische Luft beziehungsweise in die Sauna gehen.

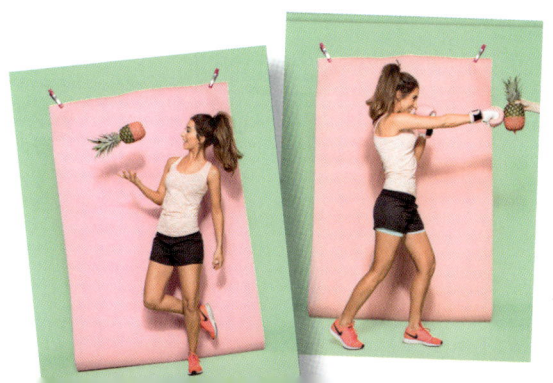

# MAKE-UP

ALLES, WAS MAN WISSEN MUSS, UM FABELHAFT AUSZUSEHEN

*Schönheit beginnt in dem Moment, in dem du beschließt, du selbst zu sein.*

Coco Chanel

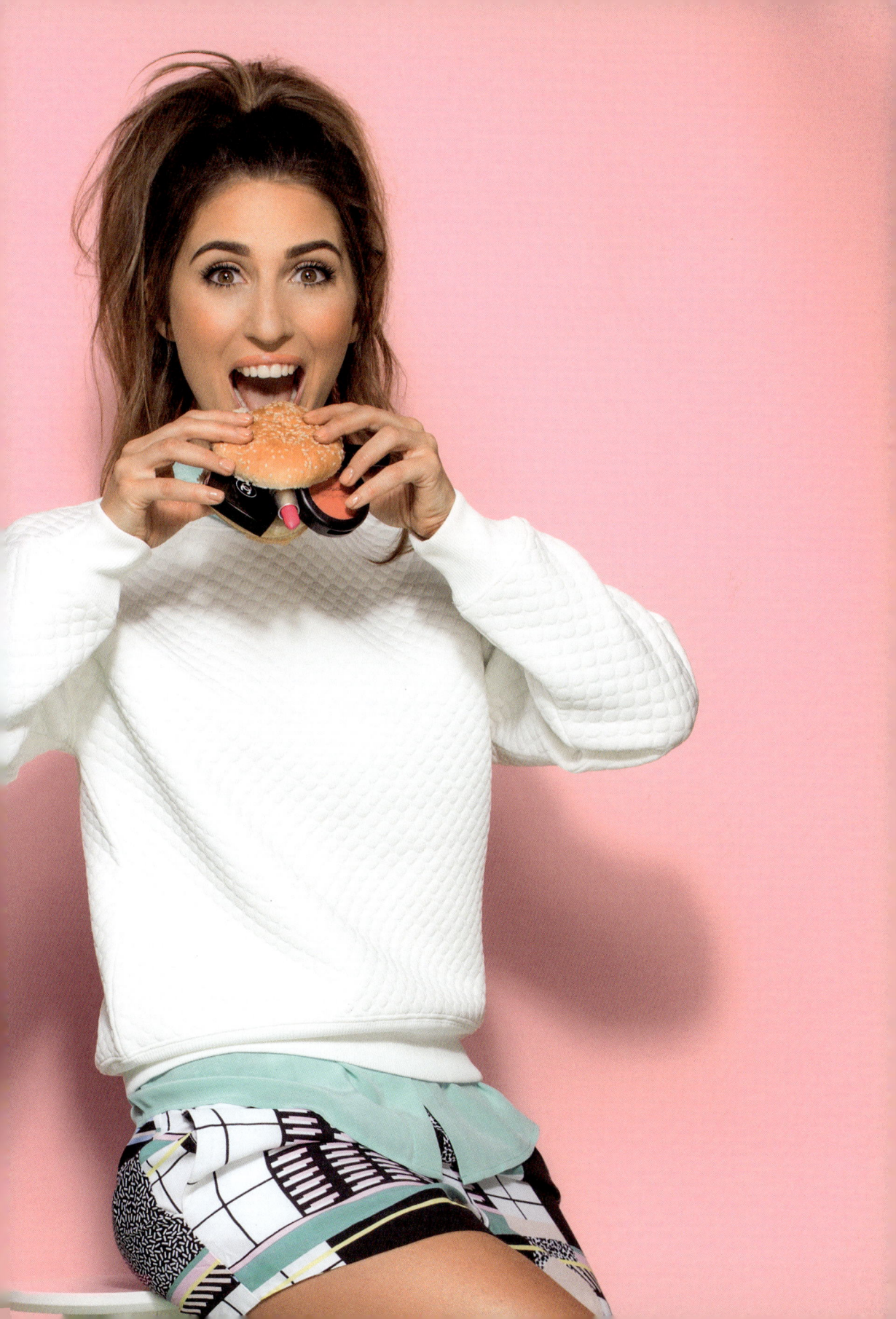

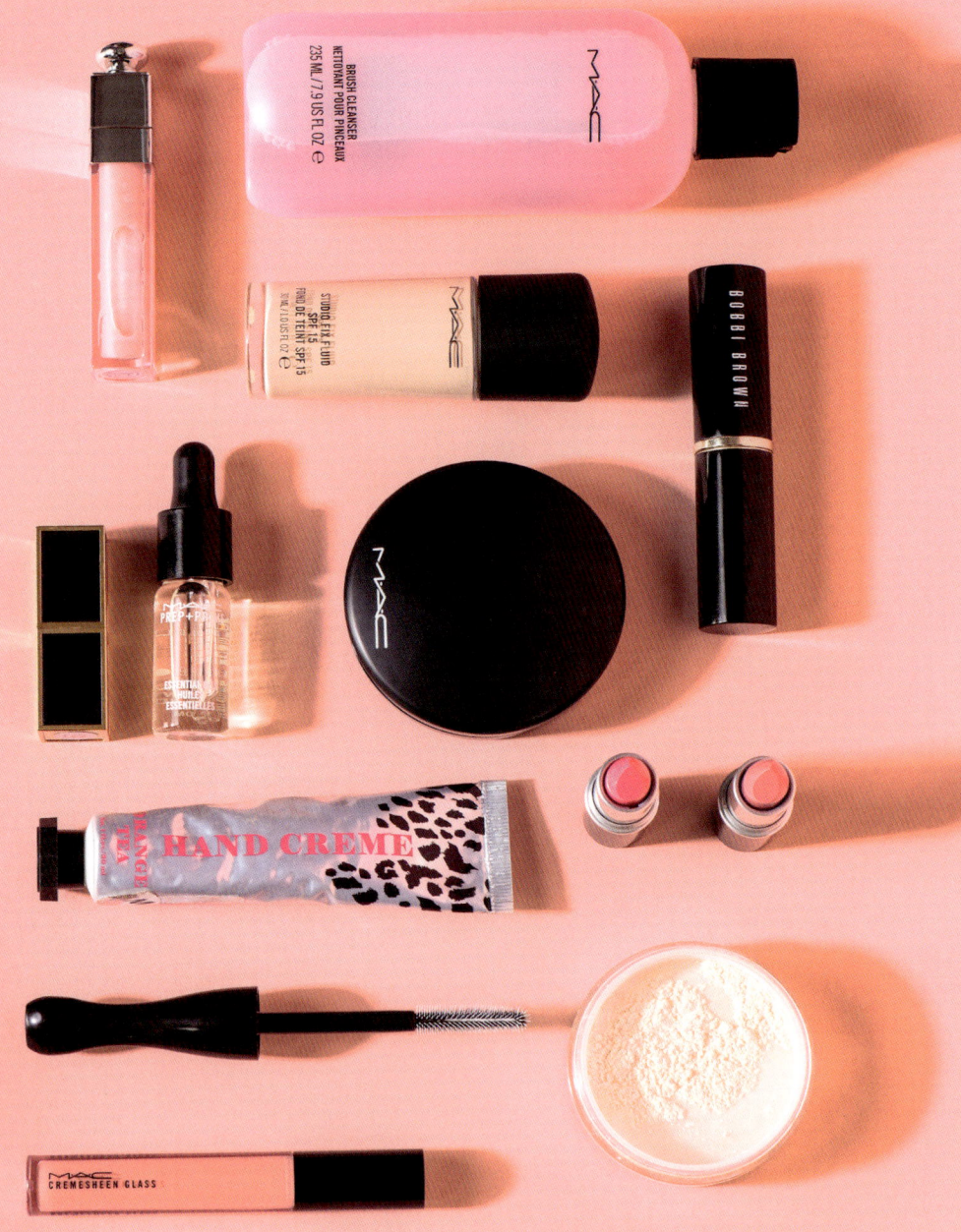

# DIE BASIS

WAS MAN BEACHTEN UND WO MAN

. . . . . . . . . . . . . . . . . . . . . . . . . . . . . . . . . . . . . . . . . . . . . .

GENAU HINSEHEN SOLLTE

. . . . . . . . . . . . . . . . . . . . . . . . . . . . . . . . .

Eine Frau sollte sich nicht hinter Make-up verstecken, sondern damit gerade ihre Vorzüge, ihre Persönlichkeit betonen. Es geht ja nicht darum, dass wir alle gleich aussehen. Im Gegenteil! Wie man am besten zur Geltung kommt und mit welchen Mitteln, ist das A und O. Und das heißt eben gerade nicht, dass man sich nach der Lektüre dieses Buches alles Mögliche ins Gesicht schmieren muss. Manchmal lässt sich der gewünschte Effekt schon mit ein bisschen Wimperntusche erreichen.

Der Spiegel macht es sichtbar: Was sind meine Vorzüge und was finde ich weniger hübsch? Vorzüge werden akzentuiert und kleine Makel kaschiert. Für den Kosmetikeinkauf sollte man sich Zeit nehmen und das Geld für individuell passende Produkte ausgeben. Sobald man weiß, was bei einem selbst am besten funktioniert, benötigt man für das Schönheitsprogramm wirklich keine Ewigkeit mehr. Wichtig ist nur, dass man sich damit wohlfühlt, wie man aussieht, denn glückliche Frauen sehen einfach besser aus!

# FOUNDATION

Ein bekanntes Phänomen: Man steht vor dem Spiegel und der Teint sieht irgendwie stumpf aus! Oder man wacht mit einem Pickel am Kinn auf, ausgerechnet an dem Tag, an dem man diesen wichtigen Termin hat, oder noch schlimmer: das erste Date! Vielleicht tröstet es ein wenig zu wissen, dass man nicht die Einzige ist, der so etwas passiert. So gut wie jede von uns hat hin und wieder Probleme mit Pigmentflecken oder Hautunreinheiten. Aber zum Glück gibt es ja Foundation, die Hautunebenheiten kaschiert, die Haut wieder glatt macht und frisch strahlen lässt. Unnatürlich? Im Gegenteil, die komischen Flecken, die empfinden wir doch oft als unnatürlich. Sie tauchen auf bei Stress, nach einer durchgetanzten Nacht oder wegen Hormonschwankungen. Und wir würden gerne auf sie verzichten, denn sie ziehen sofort alle Aufmerksamkeit auf sich. Das ist natürlich jammerschade, die Aufmerksamkeit sollte stattdessen zu den schönen Augen, Lippen oder Wangenknochen gehen. Mit ihnen identifizieren wir uns schließlich.

Foundation wirkt dann unnatürlich, wenn der Farbton nicht stimmt, man zu viel oder die falsche Sorte verwendet, oder aber wenn sie falsch aufgetragen wurde. Das klingt zunächst kompliziert, ist es aber keineswegs. Das ist alles nur eine Frage des Ausprobierens, des Übens und besonders wichtig des Rat-Einholens: hin und wieder eine Freundin, Schwester oder die Mutter fragen, wie sie die Foundation findet.

## Welche Foundation passt zu mir?

FLÜSSIG: *für jeden Hauttyp geeignet*
AUF WASSERBASIS: *normale bis fettige Haut*
AUF ÖLBASIS: *bei trockener bis extrem trockener Haut*
FETTFREI: *bei fettiger Haut*

Zunächst die Grundbegriffe

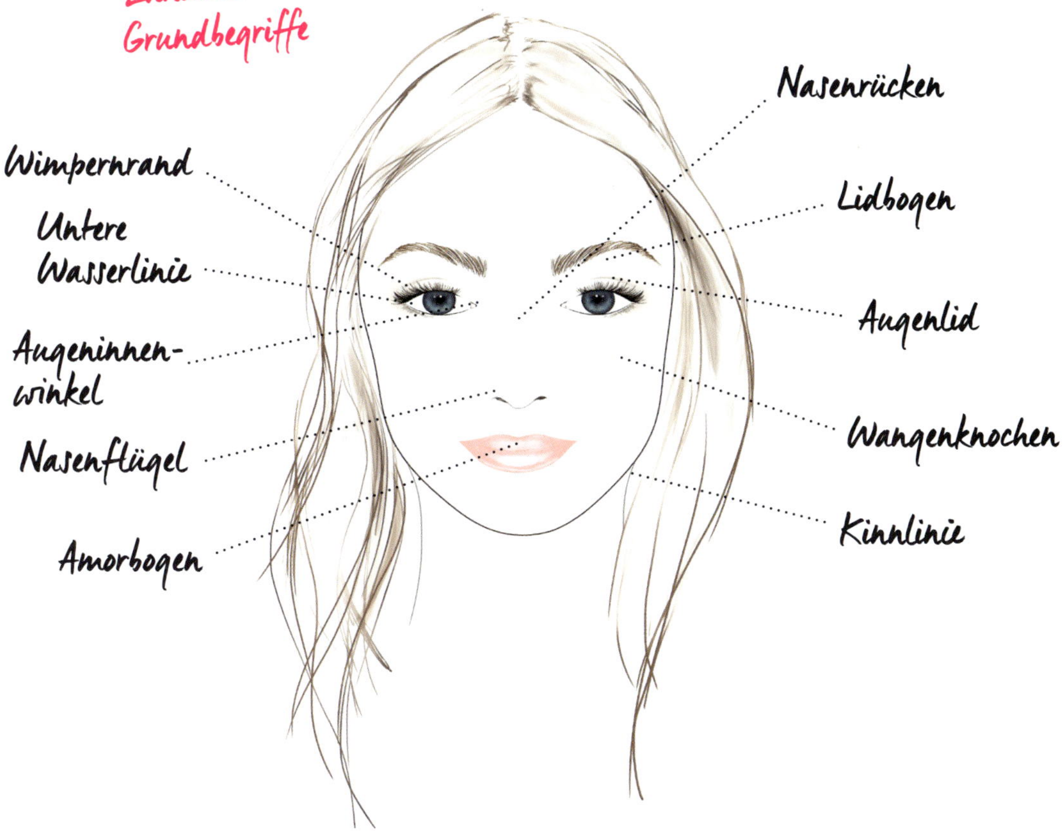
Wimpernrand
Untere Wasserlinie
Augeninnen-winkel
Nasenflügel
Amorbogen
Nasenrücken
Lidbogen
Augenlid
Wangenknochen
Kinnlinie

TIPP!

## Die richtige Grundierung wählen

*Bei der riesigen Auswahl verschiedener Grundierungen kann einem fast schwindlig werden. Deshalb sind den verschiedenen Hauttypen hier die passenden Möglichkeiten zugeordnet:*

TROCKENE HAUT: *flüssiges Make-up oder Creme-Foundation; getönte Tagescreme*

NORMALE ODER MISCHHAUT: *verträgt fast alle Varianten, Vorsicht bei den trockeneren Partien*

FETTIGE HAUT: *Puder, mineralisches Puder, Puder-Foundation, fettfreie Foundation*

SOMMERSPROSSEN: *getönte Tagescreme, flüssiges Make-up, Creme-Make-up, BB-Cream*

EMPFINDLICHE HAUT: *mineralisches Puder, getönte Tagescreme*

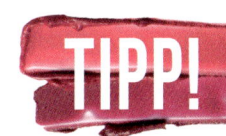

## DIE PERFEKTE GRUNDIERUNG

Die perfekte Grundierung für alle gibt es nicht, sie hängt vom jeweiligen Hauttyp ab. Die Grundregel lautet: Je trockener die Haut, desto reichhaltiger oder cremiger sollte die Grundierung sein. Und natürlich andersherum: Je fettiger die Haut, desto mattierender die Grundierung, am besten fettfrei. Eine fettfreie oder mattierende Grundierung würde bei trockener Gesichtshaut die feinen Linien hervorheben. Eine Foundation auf Ölbasis hingegen findet auf fettiger Haut keinen optimalen Halt. Die richtige Beschaffenheit der Grundierung ist wirklich entscheidend. Ausgehend vom eigenen Hauttyp und durch Ausprobieren dessen, was sich gut anfühlt, findet man letztendlich das passende Produkt: Puder, Mousse, Kompaktpuder, Puderstift sowie flüssiges Make-up oder aber eine Foundation auf Gelbasis.

## GEBRÄUNTER TEINT

Wer kennt es nicht? Man wünscht sich einen gesunden Teint und denkt sich: schnell ein bisschen Foundation nehmen. Falsch! Ein gebräunter Teint wird mit Bronzepuder oder Blush (Rouge) erzielt und nicht mit Foundation. Eine Foundation sollte man, um eine unnatürliche Wirkung zu vermeiden, eigentlich gar nicht sehen. Die Leute um einen herum sollen ja nicht sagen: „Oh, was hat du für ein schönes Make-up", sondern: „Wow, du siehst richtig gut aus."
Es geht darum, die Haut natürlich und gesund aussehen zu lassen. Das erreicht man mit einer Farbnuance, die der natürlichen Hautfarbe am nächsten ist. Die zu finden, ist gar nicht so einfach. Viele glauben, dass die Haut entweder einen rosa oder einen gelblichen beziehungsweise einen kühlen oder warmen Hautunterton hat. In Wirklichkeit aber haben wir alle sowohl rosa als auch gelbliche Untertöne, nur eines von beiden überwiegt. Bei den meisten Menschen überwiegt der gelbliche Unterton.

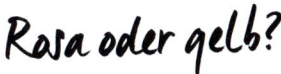

## Rosa oder gelb?

*Ganz einfach, indem man erst ein weißes und dann ein gedeckt weißes Oberteil anzieht, um zu beurteilen, was einem besser steht. Wenn das Weiß ist, hat die Haut einen kühlen Unterton, der Rot- und Rosa-Anteile aufweist. Wenn das gedeckte Oberteil besser aussieht, hat der Teint einen warmen Unterton, also mehr Gelbanteile. Schwer zu sagen? Dann handelt es sich um einen neutralen Hautton mit sowohl Rot- als auch Gelbtönen, wobei auch in diesem Fall gelbliche Untertöne häufig am besten passen.*

ACHTUNG: *Das heißt nicht, dass das Make-up eine gelbe Farbe haben sollte. Also, ausprobieren und analysieren.*
*Dunkelbraune Hauttypen haben häufig einen gelblichen Unterton, bei einer schwarzen bis tiefschwarzen Hautfarbe hingegen überwiegen rote Untertöne.*

### MAN KANN DEN UNTERTON AUCH MITHILFE DER HANDGELENKE HERAUSFINDEN

- *Wenn die Äderchen dort eher blau oder violett sind, lässt das auf einen kühlen Teint schließen, also rötliche beziehungsweise rosa Untertöne.*
- *Sind sie eher grün, ist der Hautton mit großer Wahrscheinlichkeit „warm", hat also gelblich bis goldene Untertöne.*
- *Auch das Bräunungsverhalten gibt Aufschluss: Der kühle Typ wird eher rotbraun und ist empfindlicher, der warme Typ bräunt oliv- bis goldbraun.*

*Je nach Unterton wählt man eine Foundation in einer rosa oder gelblichen Nuance. In der Regel lässt sich die Nuance bereits anhand des Fläschchens oder durch eine kleine Probe auf der Hand feststellen.*

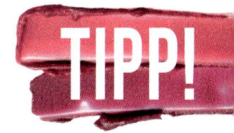

TIPP!

# FARBCOCKTAILS

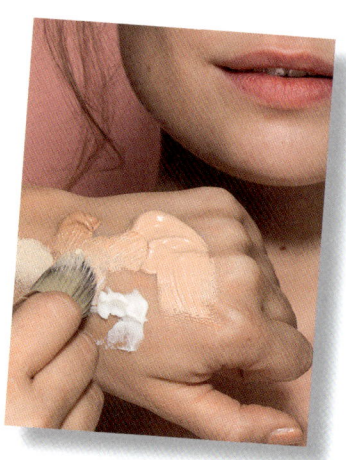

Hat man den richtigen Unterton erst einmal herausgefunden, muss man noch die passende Nuance suchen. Man sollte immer drei Nuancen zur Hand haben: hell, mittel und dunkel. Die mittlere Nuance kommt der eigenen, natürlichen Hautfarbe am nächsten. Man bestimmt sie, indem man ein wenig auf die Kinnlinie (nicht auf die Hand!) aufträgt. Die Nuance, die man am wenigsten oder noch besser gar nicht sieht, ist die passende Medium-Nuance. Ausgehend von dieser Nuance legt man sich außerdem eine Nuance heller und eine Nuance dunkler zu. Diese drei Nuancen kann man mischen, bis man den individuell passenden Cocktail für den jeweiligen Tag gefunden hat. Das kann je nach Jahreszeit oder Situation unterschiedlich sein. Die Medium-Nuance, eventuell mit dem helleren oder dunkleren Farbton gemischt, ist am besten geeignet für die Tage, an denen die Haut ihre normale Farbe hat.

Es gibt aber auch Tage, an denen die Hautfarbe vom normalen Ton abweicht, zum Beispiel nach zu wenig Schlaf oder aufgrund von Stress. Dann ist die Haut häufig etwas blasser und verträgt eine stärker deckende Foundation. Ein Blick in den Spiegel verrät, was die Haut gerade braucht.

Das Gleiche gilt natürlich auch für die Tage, an denen die Haut etwas dunkler aussieht, zum Beispiel nach einem Aufenthalt in der Sonne. Das kann auch im Winter der Fall sein! An solchen Tagen verwendet man eine transparentere Foundation, der Teint bekommt dann dieses gesunde Strahlen, das wir gerne jeden Tag hätten.

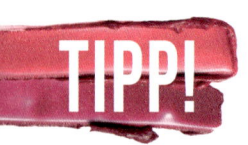

**TIPP!**

**ZWEI NUANCEN** *Es kommt vor, dass die Stirn etwas dunkler ist als der Rest des Gesichts. Das ist nicht weiter schlimm, es sieht sogar hübsch aus, wenn die Mitte des Gesichts im Verhältnis zur Stirn etwas heller ist. Man sollte dies bei der Wahl der Foundation jedoch berücksichtigen. Es würde unharmonisch wirken, wenn man die helle Nuance für das ganze Gesicht benutzt. Den Farbton von der Mitte des Gesichts zu wählen und diesen nach außen hin mit der dunkleren Foundation oder mit Bronzepuder zu verblenden, hat sich als gute Lösung erwiesen. Wenn man lieber keinen Farbverlauf im Gesicht haben möchte, wählt man die dunklere Nuance. Wichtig hierbei: auch auf die gesamte Halspartie auftragen. Bei einem Pferdeschwanz oder bei Zöpfen gehört unbedingt etwas Bronzepuder in den Nacken!*

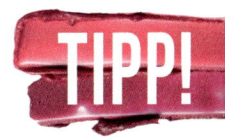

> **MOUSSE, PUDER ODER MINERALPUDER-FOUNDATION** *Mousse ist eine aufgeschäumte Foundation, die Deckkraft bewegt sich in der Regel zwischen mittel bis sehr hoch. Mousse ist luftig-leicht, die Textur kann jedoch etwas trockener sein. Es eignet sich deshalb für die etwas fettigere Haut, die durch den Pudereffekt weniger glänzt. Trotzdem aufgepasst mit Puder und anderen trockenen Make-ups: Das Finish kann zu trocken ausfallen, sodass es buchstäblich so aussieht, als ob eine Schicht über der Haut liege. Dann lieber zu einem mineralischen Puder greifen, das hat eine subtilere Wirkung und sorgt außerdem für einen zarten Schimmer.*

# ÜBUNG MACHT DEN MEISTER

Das Auftragen von Make-up erfordert Übung. Wenn man es erst einmal kann, ist es schnell erledigt. Davor aber muss man doch eine gewisse Zeit üben, üben und nochmals üben, um herauszufinden, welche Technik einem am meisten liegt. Ich trage Foundation am liebsten mit den Fingern auf, weil ich sie so leicht in die Haut einmassieren kann, ein Pinsel funktioniert aber genauso gut. Den Pinsel dabei mit kurzen, kreisenden Bewegungen über die Haut führen, so wird die Grundierung ebenmäßig. Oder alternativ mit einem Schminkschwämmchen auftupfen. Ein leicht angefeuchtetes Schwämmchen sorgt dafür, dass die Foundation etwas transparenter wird. Wichtig ist, egal bei welcher Methode: die Foundation immer gut „verblenden". Dabei von der Mitte des Gesichts nach außen und in Schichten arbeiten. Zunächst mit einer dünnen Schicht beginnen, ist ein stärkerer Deckeffekt gewünscht, mehr auftragen. Noch etwas hinzufügen geht einfach, etwas wieder wegnehmen hingegen ist beinahe unmöglich.

Die Foundation immer gut einmassieren und anschließend verblenden, also die Übergänge wegarbeiten. Das ist der Schlüssel zu einem gelungenen Make-up. Beachtet man dies nicht, kann ein Maskeneffekt entstehen. Das will natürlich niemand! Das Ergebnis soll ein frischer, strahlender Teint sein, gerade so, als ob es uns keinerlei Mühe gekostet hätte.

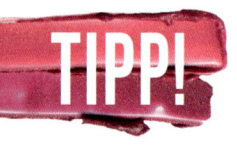

**TIPP!**

**PRIMER** *Noch vor dem Auftragen der Foundation kann man einen sogenannten Primer anbringen. Das ist eine farblose Creme, die das Hautbild verfeinert, unter anderem verschwinden große Poren optisch.*

**TAGESLICHT** *Die Farbnuance der Grundierung sollte bei Tageslicht gewählt werden. Was bei Tageslicht gut aussieht, sieht bei jedem Licht gut aus. Andersherum geht die Rechnung leider nicht auf.*

**HAARIGE ANGELEGENHEITEN** *Achtung, Foundation und Härchen sind alles andere als eine ideale Kombination. Dunkle Haare werden grau und blonde Haare werden orange oder stumpf. Deswegen sollte man beim Verblenden der Foundation besonders auf den Haaransatz achten. Rechtzeitig aufhören und in diesem Bereich eventuell mit einem Puder letzte Hand anlegen. Dieses zwischen die feinen Härchen tupfen, danach überflüssiges Puder oder überschüssige Foundation mit einer Wimpernbürste oder Zahnbürste vorsichtig entfernen. Auch die Mundpartie mahnt zur Vorsicht. Bei Flaum über der Lippe die Foundation mit etwas Tagescreme mischen, sodass die Mischung transparenter wird. Und last but not least: die Foundation auch nicht in die Augenbrauen streichen.*

**PINSELWAHL** *Die Wahl des Pinsels ist von der Deckkraft der Foundation abhängig. Bei hoher Deckkraft sollte es ein kräftiger, dichter Pinsel sein. Für einen transparenteren Effekt wählt man einen weniger dichten Pinsel.*

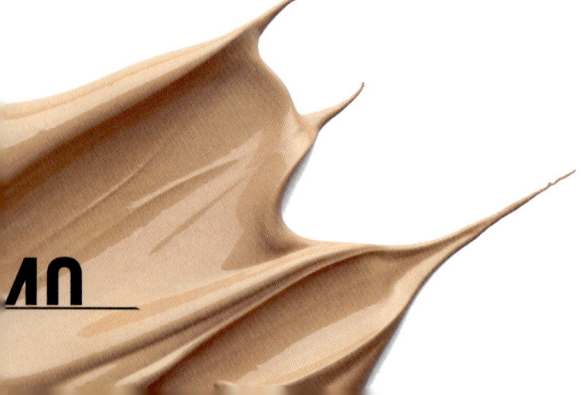

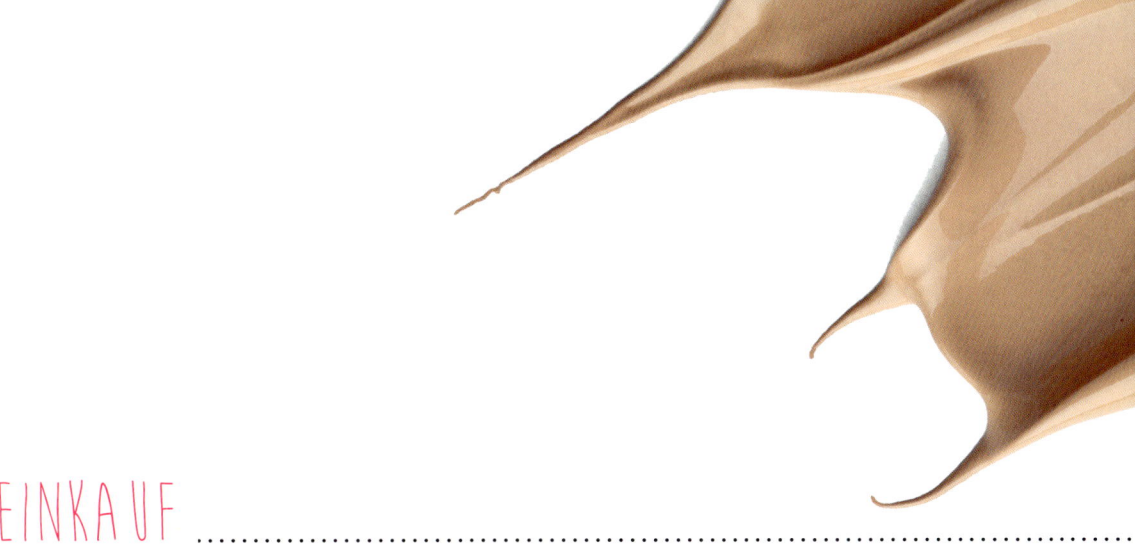

## EINKAUF

Beim Kauf von Foundation am besten ein weißes Oberteil tragen. Andere Farben können einen unerwünschten Farbeffekt im Gesicht hervorrufen, sodass die passende Farbnuance schwieriger zu bestimmen ist. Und zu guter Letzt: immer im Tageslicht überprüfen!

## SOMMERSPROSSEN

Sommersprossen sind eine Sache für sich, ich kann da mitreden. Ich selbst habe Sommersprossen und fand das früher schrecklich. Meine Schwestern bekamen eine schöne Bräune, bei mir wurden nur die Sommersprossen dunkler. Inzwischen weiß ich sie zu schätzen. Gerade gepflegter Haut können Sommersprossen eine hübsche und individuelle Note verleihen. Die Wahl der richtigen Foundation ist jedoch besonders wichtig. Haut mit Sommersprossen weist nämlich zwei verschiedene Sorten Pigment auf: das der Haut, die unter den Sommersprossen durchschimmert – in der Regel hell –, und das der Sommersprossen, die meistens einen wärmeren Farbton haben. Die Wahl der passenden Farbnuance ist daher schwierig. Eine zu helle Foundation auf einer dunklen Haut wirkt grau; Die Sommersprossen würden also grau aussehen. Eine zu dunkle Foundation wiederum wirkt unnatürlich. Was also tun? BB-Cream kann eine Lösung sein, sie sorgt für das frischeste Aussehen. Man kann aber auch die Foundation mit Tagescreme mischen, sodass die Sommersprossen noch durchschimmern. Mit Bronzepuder oder Rouge kann man zusätzlich etwas Farbe ins Gesicht zaubern. Um die Sommersprossen ganz verschwinden zu lassen, wählt man eine höhere Deckkraft in einer etwas wärmeren Farbnuance als die Hautfarbe unter den Sommersprossen. Auch hier gilt: den Hals nicht vergessen!

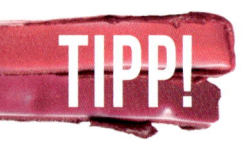

**TIPP!**

## Außerdem gibt es noch:

**BB (BLEMISH BALM), CC (CORRECTING CREAM) UND DD (DYNAMIC DO-ALL)** *Neuerdings gibt es nicht nur BB-Cream, sondern auch CC-Cream und DD-Cream. Sie fühlen sich in etwa wie eine getönte Tagescreme an, haben aber eine höhere Deckkraft. Ich verwende BB-Cream gern als Ersatz für Foundation. In der Regel fühlt sich BB-Cream leicht an und pflegt die Haut. CC-Cream korrigiert die Hautfarbe und hat eine leichtere Konsistenz als BB-Cream. DD-Cream hat eine Anti-Aging-Wirkung und eignet sich daher besonders für die reifere Haut. Aber Vorsicht: Nicht jede dieser Creams hat im ausreichenden Maße pflegende Inhaltsstoffe und bietet auch nicht den gleichen Schutz wie beispielsweise eine Tagescreme mit LSF.*

**STICK-FOUNDATION** *Foundation in Stiftform eignet sich für trockene, normale oder Mischhaut, je nach Finish. Je matter das Finish, desto weniger geeignet für trockene Haut. Ein Foundation-Stift hat in der Regel hohe Deckkraft und ein cremiges Finish. Das ist besonders vorteilhaft bei ungleichmäßiger Haut.*
*Foundation mit hoher Deckkraft sollte sparsam eingesetzt werden. Das Spachteln überlassen wir besser dem Verputzer, meine Damen!*
*Ein Foundation-Stift kann auch unter den Augen als Concealer verwendet werden, er muss dann aber natürlich eine andere, meistens hellere Farbnuance haben als die Foundation.*

## SOMMERTEINT

Im Sommer verwendet man eine transparentere Foundation, das sorgt für eine frische, natürliche Ausstrahlung. Noch besser: die Foundation mit etwas Tagescreme mischen oder gleich eine getönte Tagescreme verwenden – so kommt die natürliche Bräune frisch und gepflegt zur Geltung.

Im Sommer, wenn es warm ist, sitzt man einfach nicht gern mit viel Make-up in der Sonne. Meistens sieht es auch unnatürlich aus. Im Winter liegt die Sache anders, der Lichteinfall ist ein anderer und der Teint wirkt stumpfer, dann darf es ruhig ein bisschen mehr sein. Wir benötigen dann auch andere Produkte als im Sommer.

## GLANZAUFTRITT

Nicht vergessen: Die Haut darf schimmern und strahlen! Foundation ist die Grundlage für einen ebenmäßigen, schimmernden Teint. Aber aufgepasst: Es gibt einen kleinen, aber feinen Unterschied zwischen Schimmern und Glänzen. Fettiges Haar beispielsweise sieht ungepflegt aus. Das Schimmern von natürlich glänzendem Haar dagegen sieht schön und gesund aus. Mein Motto lautet: schimmern ja, glänzen nein. Ich achte daher immer darauf, die T-Zone abzupudern, zum Beispiel mit einem Transparentpuder. Einen Hauch davon (bloß nicht zu viel) mit einem weichen Pinsel – erst kurz abklopfen – locker auf die glänzenden Partien auftragen. Fertig. Jetzt das Schimmern in die Welt tragen!

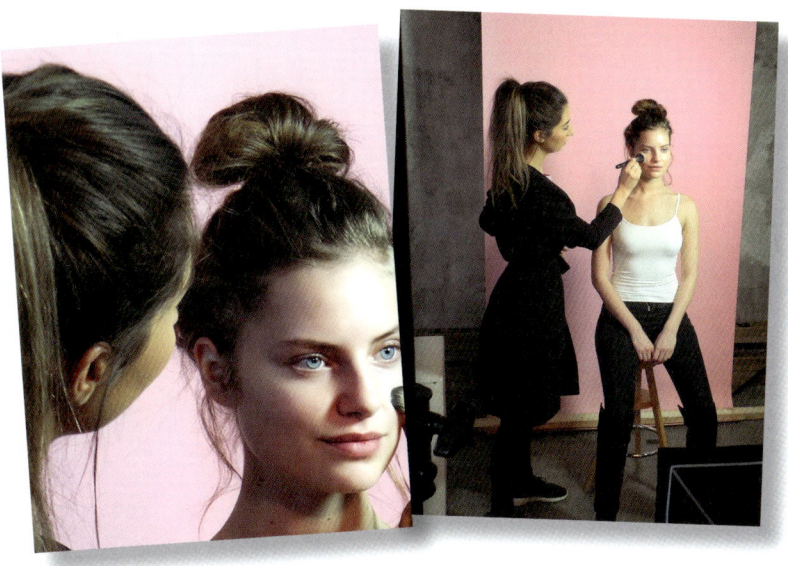

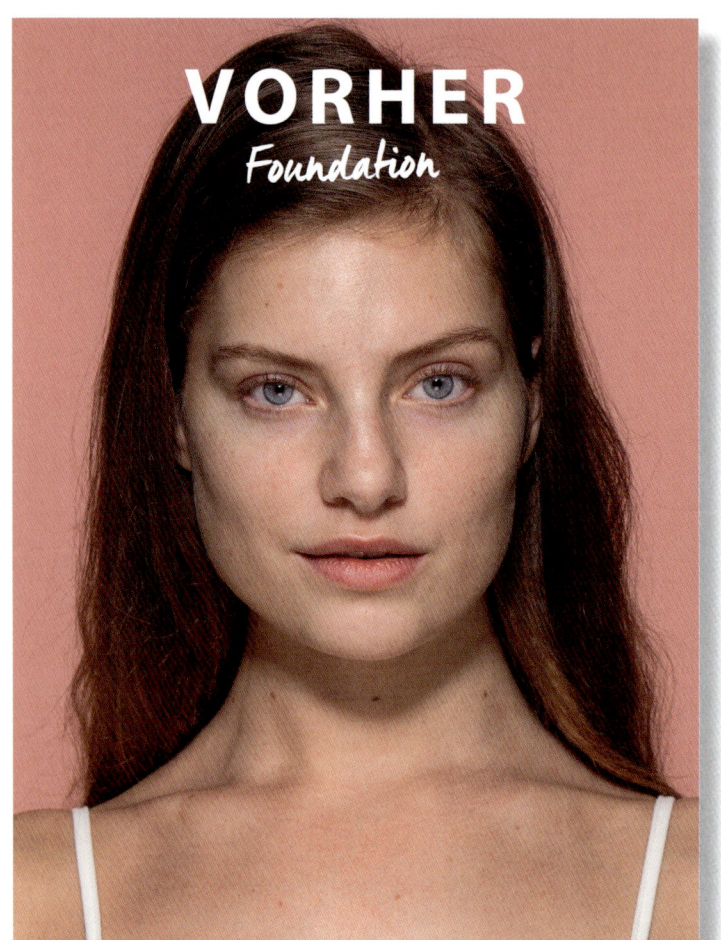

**VORHER**
*Foundation*

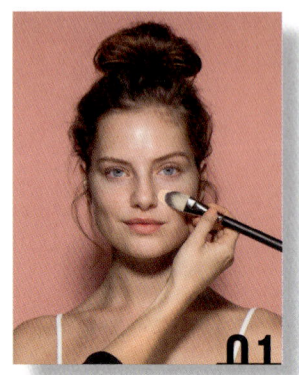

01

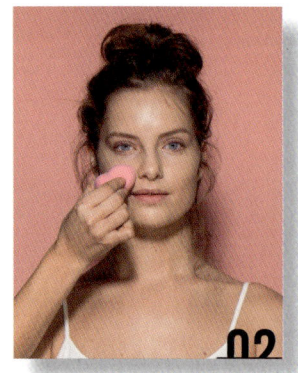

02

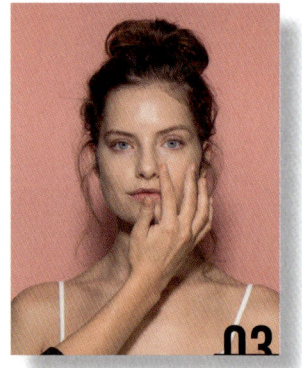

03

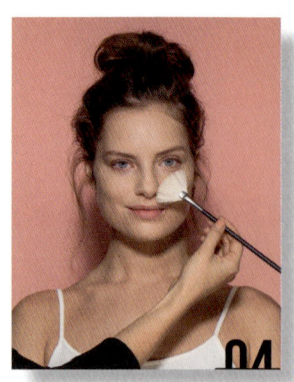

04

SCHRITT 1: *In der Mitte des Gesichts mit dem Auftragen der Foundation beginnen.* SCHRITT 2: *Von der Mitte aus zu den Rändern hin vorsichtig verblenden.* SCHRITT 3: *Die Foundation, falls nötig, mit dem Finger sanft einmassieren. Durch die Wärme der Finger verschmilzt alles noch besser, so vermeidet man Streifen.* SCHRITT 4: *Zu stark glänzende Partien zart abpudern.*

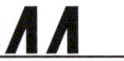

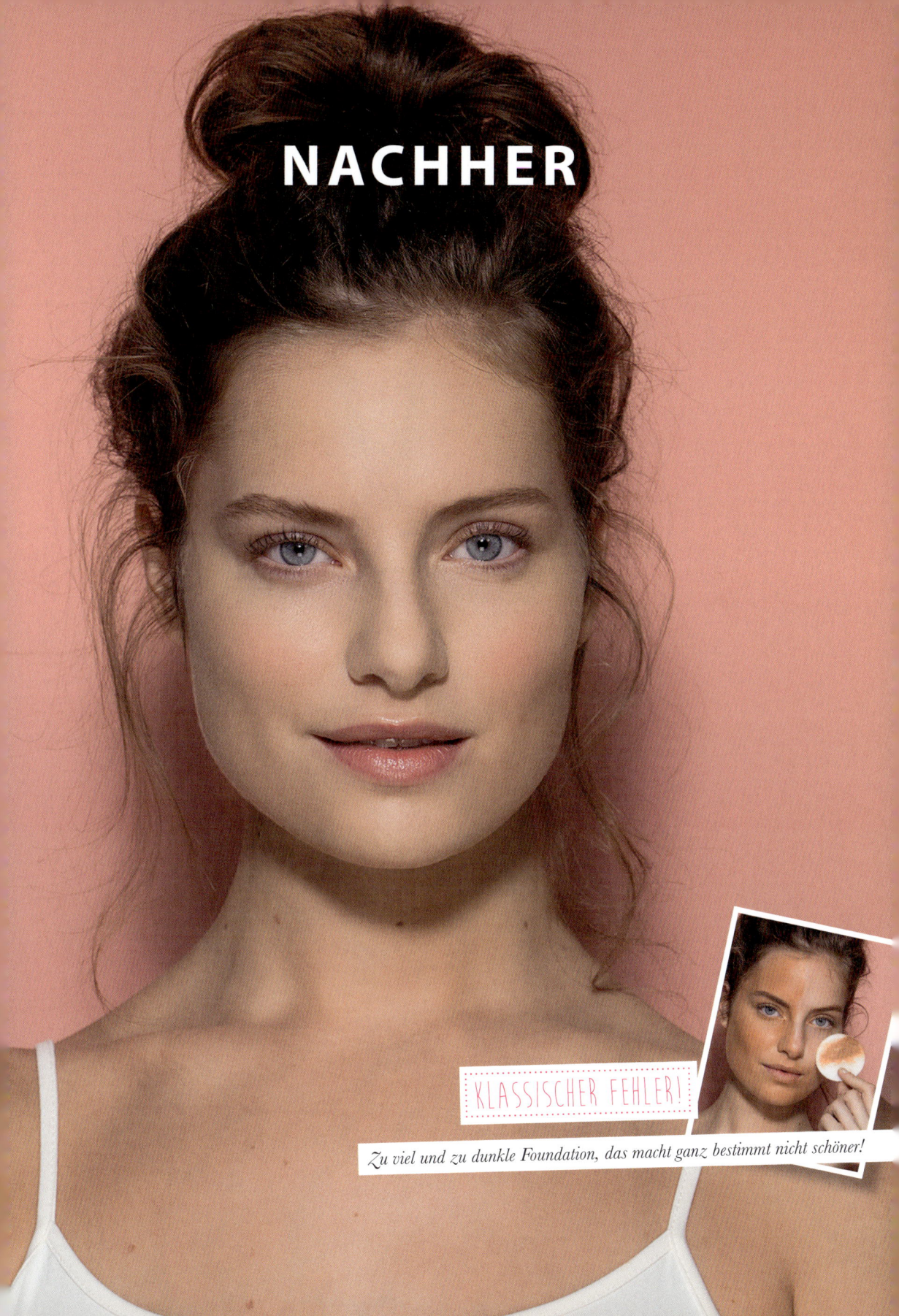

# NACHHER

KLASSISCHER FEHLER!

*Zu viel und zu dunkle Foundation, das macht ganz bestimmt nicht schöner!*

# CONCEALER

Nun ist die Grundlage des Make-ups gelegt, mit Foundation allein ist das Ziel jedoch noch nicht erreicht. Der nächste Schritt ist das Aufbringen von Concealer. Es handelt sich um eine hautfarbene Creme, mit der man Augenringe kaschiert, darüber hinaus aber auch natürliche Konturen ins Gesicht bringen kann. Concealer gibt dem Gesicht häufig einen unmittelbaren Kick. Indem man mit Concealer bestimmte Partien heller hervorhebt, wirkt man gleich viel wacher und frischer. Wenn man Foundation verwendet, darf Concealer eigentlich nicht fehlen.

Unser Gesicht hat eine natürliche Plastizität und ist nicht platt wie ein Papier, darum betonen wir Höhen und Tiefen. Um einen natürlichen und frischen Effekt zu erzielen, muss man natürlich erst einmal wissen, wo und wie man den Concealer auftragen sollte und welche Farbe zu einem passt.

Concealer kommt am besten zur Geltung, wenn man ihn zwei Nuancen heller wählt als die eigene Hautfarbe. Wenn man Augenringen damit kaschieren möchte, sollte man vorher eine feuchtigkeitsspendende Augencreme auftragen. Der Concealer verbindet sich dann besonders unauffällig mit der Haut.

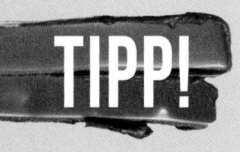

**TIPP!**

DIE MISCHUNG MACHT'S *Bei müden Augenringen den Concealer für einen besonders frischen Effekt einfach mit etwas flüssigem Highlighter mischen.*

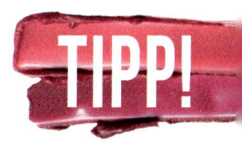

**KASCHIEREN** *Manche Frauen verwenden Concealer, um Flecken im Gesicht abzudecken. Bloß nicht machen! Concealer hebt schließlich auch hervor. So werden leichte Rötungen oder Unreinheiten eher betont als getarnt. Hautrötungen lassen sich mit einem helleren Ton nicht verringern, dafür wählt man ein Produkt mit einem hellgrünen Ton, zum Beispiel einen Korrekturstift. Darüber wird anschließend eine dünne Schicht Foundation aufgetragen.*

*Wenn das Gesicht viele Unregelmäßigkeiten aufweist, sollte man – anstatt alle kleinen Makel einzeln zu behandeln – eine natürlich wirkende, gut deckende Foundation auftragen, die für ein harmonisches Gesamtbild sorgt.*

**LIEBLINGSPRODUKT** *Concealer ist wirklich ein Spitzenprodukt, mit dem man das Make-up punktuell korrigieren, akzentuieren und frischer machen kann. Man kann mit ihm zum Beispiel auch letzte Hand anlegen an den Eyeliner, die Augenbrauen oder die Lippen. Etwas zu viel Lidschatten aufgetragen, kein Problem, mit Concealer lässt sich auch das vorsichtig korrigieren. Kurzum: Concealer ist ein echtes Lieblingsprodukt, das man immer griffbereit haben sollte!*

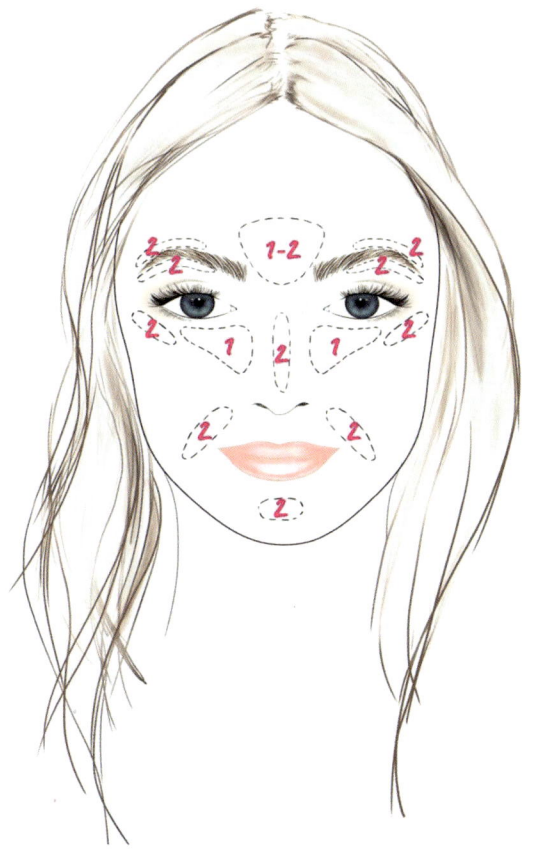

*Auf diesen Hautpartien wird Concealer eingesetzt:*
*1. Concealer*
*2. Brightener oder Concealer*

# CREME, STICK ODER LIQUID

Concealer gibt es als Creme, Stick oder als Powder-to-Cream (Cremepuder) sowie in flüssiger Form. Als Liquid hat er häufig eine praktische Stiftform mit integriertem Pinsel, wie beispielsweise der Touche Éclat von Yves Saint Laurent, auf den so viele Frauen schwören. Übrigens ein sehr angenehmer Concealer, allerdings weniger deckend als eine Creme oder ein Stick. Er eignet sich besonders gut für Brightening-Effekte, also zum Aufhellen. Für die Korrektur dunkler Augenringe bedarf es jedoch mehr. Mein absoluter Favorit ist der Creme-Concealer, er verteilt sich gut auf der Haut und gibt ein frisches Gefühl.

Bei fettiger Haut hingegen sollte man zu Powder-to-Cream greifen. Er hat eine leicht mattierende Wirkung und hält bei diesem Hauttyp einfach besser. Aber aufgepasst, die zarte Partie unter den Augen darf nicht zu trocken werden, sonst kommt es zu dem berühmt-berüchtigten Effekt, bei dem auch jedes noch so kleine Fältchen sichtbar wird! Das Wichtigste ist, einen Concealer zu nehmen, der sich optimal mit der eigenen Haut verbindet. Bei einem Test auf dem Handrücken fühlt man gleich, ob das Produkt zu „trocken" oder zu „fett" ist, sowie ob es einen mattierenden oder schimmernden Effekt hat. All das sollte auf die Bedürfnisse der eigenen Haut abgestimmt werden.

Lieber keinen Concealer mit zu trockener Konsistenz wählen, besser mehrmals am Tag auffrischen. Entweder mit dem Finger tupfen oder gleich mit transparentem Puder drübergehen, dann hält er den ganzen Tag.

# FARBTON

Neben der Konsistenz ist der Farbton entscheidend. Der Concealer sollte immer ein bis zwei Nuancen heller sein als die verwendete Foundation. Schließlich geht es darum, dass bestimmte Partien durch eine leichte Aufhellung betont werden.

Außerdem haben Concealer unterschiedliche Untertöne. Bei fast allen Frauen sieht ein gelblicher Unterton am schönsten aus. Das bedeutet jedoch nicht, dass der Concealer tatsächlich gelb aussieht, es geht hier, wie bei der Haut, nur um den Unterton. Ein Concealer

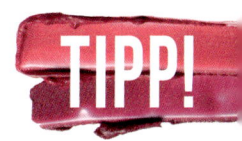

**TIPP!**

> PARFÜMFREI *Am besten einen parfümfreien Concea-*
> *ler nehmen, die zarte Haut unter den Augen sollte*
> *nicht mit unnötigen Stoffen belastet werden.*

mit gelblichem Unterton mogelt auch die kleinen blauen Äderchen weg, die wir häufig unter den Augen haben. Es gibt natürlich Ausnahmen: die sogenannte Porzellanhaut

## WO?

Da die Haut unter den Augen jeden Tag anders aussehen kann, muss man schon ganz genau hinsehen. Einmal zu wenig geschlafen oder eine stressige Woche gehabt, und schon können die inneren Augenwinkel dunkel aussehen oder es gibt dunkle Ringe unter den Augen. Erst dann entscheiden, welche Abdeckung nötig ist, anschließend in dünnen Schichten auftragen, so verhindert man das vermaledeite Zuviel.

Die untere Augenpartie ist mit Abstand die wichtigste Partie, aber es gibt noch mehr Stellen, die für ein frisches Auftreten einen Tupfen Concealer gut vertragen können, zum Beispiel: neben den Nasenflügeln, auf dem Nasenrücken, außen über dem Wangenknochen und schräg unter den Augen, zwischen den Augenbrauen zur Mitte der Stirn hin, im Grübchen auf dem Kinn, vom Nasenflügel zu den Mundwinkeln sowie ganz zart ober- und unterhalb der Augenbrauen (siehe Abbildung S. 47).

Auch dunkle Augenhöhlen wirken gleich viel frischer, wenn man sie mit ein bisschen Concealer, kombiniert mit einem matten Lidschatten in einer frischen Farbe, leicht aufhellt.

Und zu guter Letzt: verblenden, was das Zeug hält! Den Concealer gut einmassieren, so einen fließenden Übergang zur Hautfarbe oder Foundation herstellen. Sonst ergibt sich ein zu großer Kontrast – mit der Folge, dass es unnatürlich aussieht. Und genau das wollen wir nicht!

Darüber hinaus gibt es die sogenannten Brightener, in der Regel ist das eine Art dünner Stift mit einem Pinselchen als Spitze. Sie haben einen weniger deckenden Effekt, enthalten aber winzige lichtreflektierende Partikel.

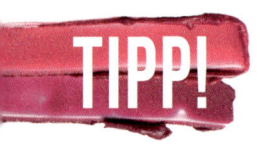

**TUPFEN, NICHT REIBEN** *Die Haut unter den Augen ist sehr dünn. Daher lieber tupfen statt reiben. Beim Reiben wischt man außerdem den Concealer weg. Den Concealer also vorsichtig einklopfen, bis er mit der Foundation verschmolzen ist. Hierfür eignet sich der Ringfinger besonders gut, da er am wenigsten Druck ausübt. So kann man sicher sein, die zarte Haut nicht übermäßig zu strapazieren.*

**SPIEGLEIN, SPIEGLEIN** *Wenn man sich im Spiegel betrachtet, lohnt es sich auch mal, ein paar Schritte zurückzutreten. Häufig stehen wir viel zu dicht vor dem Spiegel und konzentrieren uns auf einen einzigen Punkt. Meistens ist das kein Problem, aber manchmal ist es wichtig, buchstäblich ein bisschen Abstand zu nehmen. Erst dann sehen wir das Gesamtbild, die Proportionen, die Konturen und die Schatten, die unser Gesicht kennzeichnen.*

**ZU HELL?** *In Eile die untere Augenpartie zu stark aufgehellt? Jetzt hilft der Griff zu einem weichen Pinsel. Mit einem Hauch Puder im Farbton der Foundation darüber blenden, und die Farbe ist korrigiert. Aber aufgepasst, nicht vom einen Fehler in den nächsten tappen und die Partie zu dunkel machen, sie sollte immer heller als der Rest sein. Also, ab durch die Mitte!*

# ABPUDERN

Wer kennt es nicht? Der Concealer setzt sich in die feinen Linien unter den Augen. Das ist völlig normal. Das Problem kann mit der

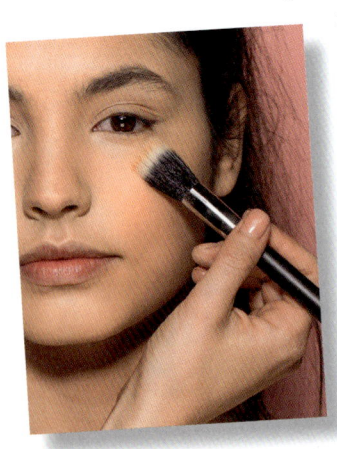

richtigen Abpudertechnik (zum Fixieren) sowie ein wenig Tupfen und Auffrischen im Laufe des Tages leicht vermieden werden. Man nimmt hierfür einen helleren Puder als für das übrige Gesicht beziehungsweise einen transparenten Puder. Der Concealer sollte nicht zu feucht sein, sonst wird die Partie beim Abpudern dunkel und fleckig. Wenn die Partie etwas zu fettig geworden ist, den überschüssigen Concealer erst mit einem Kosmetiktuch abtupfen und dann mit einem großen Fächerpinsel abpudern. Unter den Augen einen kleineren Puderpinsel verwenden. Sollte es nun etwas zu matt oder zu fest (Stichwort: zugekleistert) aussehen, etwas Augencreme auftupfen und verblenden, so wirkt es gleich wieder frisch und natürlich.

# DUNKLE AUGENRINGE

Bei sehr dunklen Augenringen reicht ein Concealer manchmal nicht aus. Aber zum Glück gibt es den sogenannten Corrector, dessen rosafarbene Pigmente die Augenschatten auf ein Minimum reduzieren können. Der Rosaton korrigiert optisch die Violett- oder Grünfärbungen der Augenringe am besten. Sind die Augenringe hingegen sehr dunkel, also fast schwarz, kann ein Lippenstift in einem warmen Rot- beziehungsweise einem sanften Pfirsich- oder Korallton Abhilfe schaffen. Vorsichtig auftupfen und verblenden, das Ergebnis ist oft überzeugend. Diese Methode funktioniert auch bei dunkleren Pigmentflecken! Über den Corrector wird Concealer aufgetragen und verblendet, so bekommt man einen frischen, wachen und natürlichen Blick und vermeidet unschöne rosa- oder pfirsichfarbene Ringe unter den Augen! Beide nur sparsam einsetzen, sonst setzen sie sich in die feinen Linien unter den Augen. In dünnen Schichten arbeiten und immer gut verblenden.

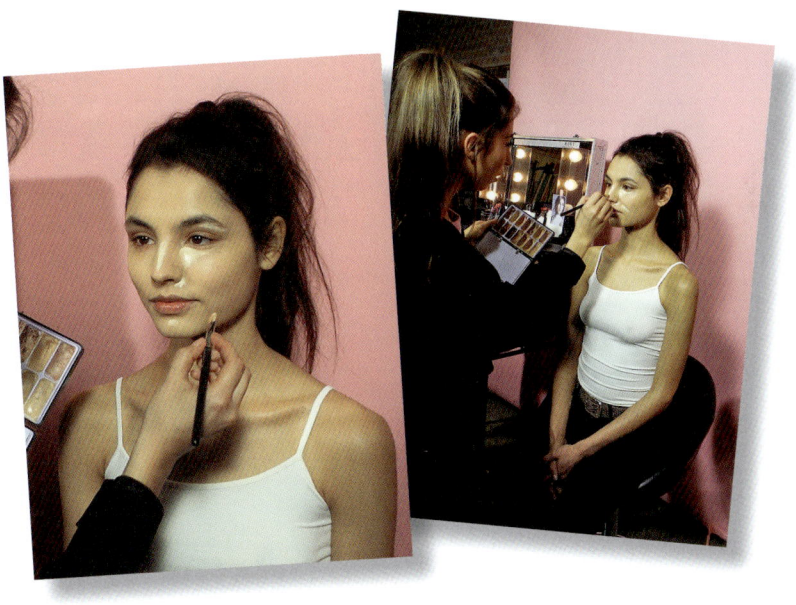

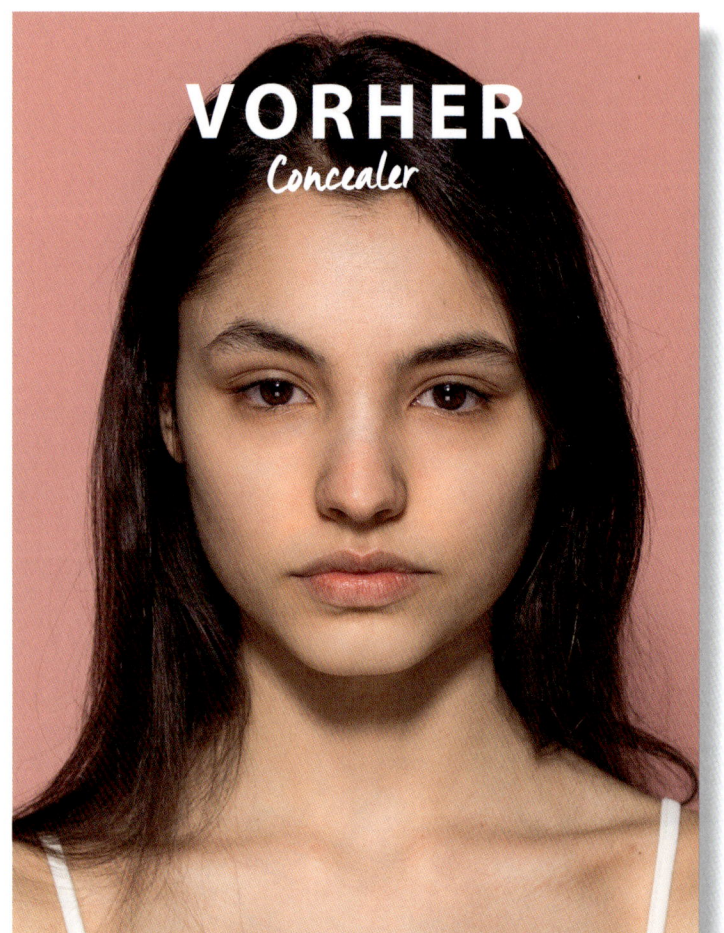

# VORHER
*Concealer*

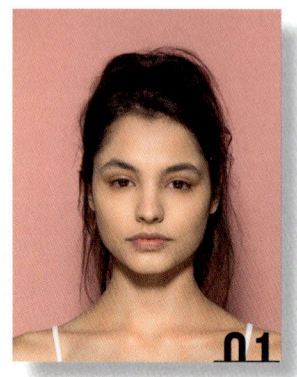

01

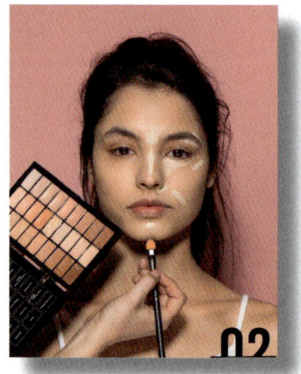

02

SCHRITT 1: *Ich habe zunächst eine dünne Schicht Foundation aufgetragen.* SCHRITT 2: *Concealer auf die Stellen tupfen, die aufgehellt werden sollen.* SCHRITT 3: *Den Concealer mit dem Finger verblenden.* SCHRITT 4: *Anschließend leicht abpudern.*

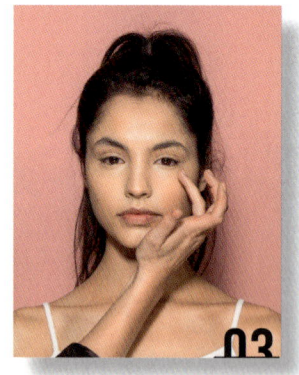

03

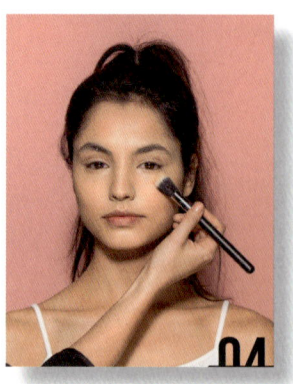

04

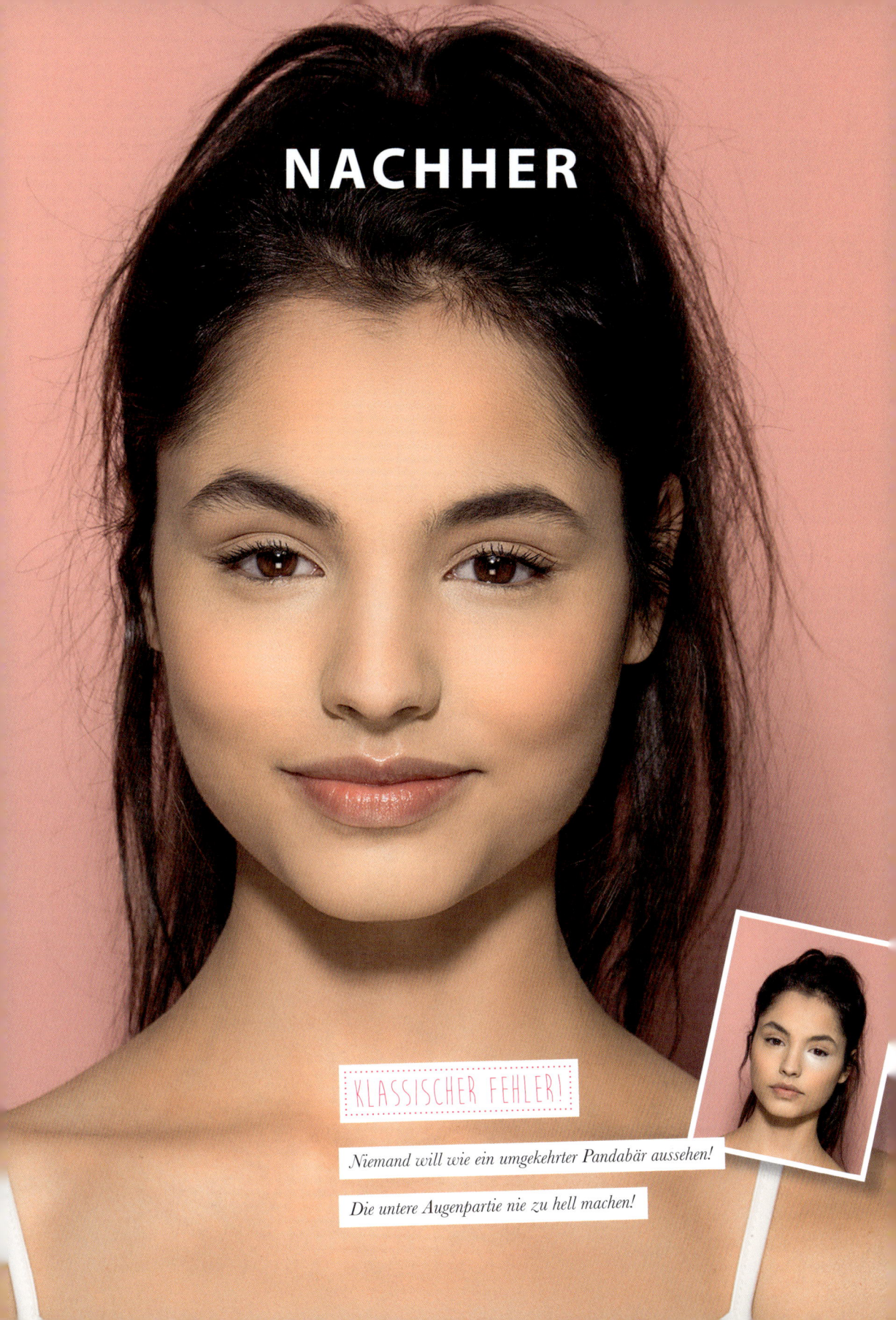

# NACHHER

**KLASSISCHER FEHLER!**

*Niemand will wie ein umgekehrter Pandabär aussehen!*

*Die untere Augenpartie nie zu hell machen!*

# PUDER

Zum Abschluss kann man das Basis-Make-up leicht abpudern. Es ist nicht unbedingt nötig, glänzende Partien werden so jedoch abgemildert. Schließlich möchte niemand so aussehen, als ob er geschwitzt hätte oder nervös sei. Heutzutage machen wir alle gelegentlich ein Foto von uns selbst, und genau wie Highlighter oder andere schimmernde Produkte reflektiert glänzende Haut das Licht und fällt daher besonders auf. Auf einem Foto kann das Gesicht sogar fülliger wirken, als es ist. Am besten vorher kontrollieren, ob es Stellen gibt, die etwas Puder vertragen könnten.

Puder gleicht das Hautbild insgesamt aus und fixiert das Make-up. Die Foundation, der Concealer, das ganze Make-up hält mit einem Hauch Puder einfach länger.

Das bedeutet jedoch nicht, dass das ganze Gesicht mit Puder bestäubt werden sollte. Es geht hier schließlich nicht um einen Pfannkuchen, sondern um eine nuancierte hübsche, zarte zweite Haut. Die Haut sollte nach dem Abpudern gesund, frisch und natürlich aussehen – das ist unser Ziel.

## FEINE PUDER

Puder ist nicht dafür gedacht, der Haut Farbakzente zu verleihen. Dafür gibt es Bronzer oder Blush. Puder soll auch nicht deckend wirken, dafür verwenden wir Foundation. Es geht vielmehr um den mattierenden, ausgleichenden Effekt. Hierfür eignet sich transparenter Puder, entweder lose oder als Kompaktpuder.

Heutzutage gibt es sehr feine Puder, zum Beispiel Mineralpuder. Außerdem gibt es Puder mit einem leichten Glanzeffekt, sie wirken weniger mattierend, haben aber auch diesen schönen ausgleichenden

Effekt. In der Bezeichnung dieser Puder findet sich häufig ein „translucent luminous". Sie reflektieren das Licht subtil, das verleiht dem Teint ein frisches und gesundes Aussehen. Insbesondere wenn man müde ist, bewirkt dieser Puder Wunder – ein echtes Lieblingsprodukt.

## WEISS ODER TRANSPARENT?

Transparente Puder sehen in der Verpackung häufig weiß aus und haben einen gelben oder rosa Unterton. Bei heller Haut sieht der rosa Unterton meistens am besten aus. Bei einem wärmeren Teint ist bei sehr weißen transparenten Pudern Vorsicht geboten, da sie einen sogenannten aschigen Effekt haben können. In diesem Fall immer einen transparenten Puder mit gelbem Unterton wählen. Porzellanhaut wiederum bekommt hierdurch einen unschönen Gelbstich. Da hilft nur eins: ausprobieren. Man sollte jedoch darauf achten, dass der Puder nicht zu dunkel ist. Ich bevorzuge Puder, der einen Ton heller ist als der natürliche Teint, da man in der Regel die Stellen abpudert, die man mit Concealer aufgehellt hat. Die will man natürlich nicht gleich wieder dunkel machen. Wenn man Partien abpudern möchte, die man nicht mit Concealer aufgehellt hat, kann man am besten den Farbton des Teints verwenden. Aber aufgepasst: Puder wirkt in der Verpackung häufig heller, als er ist. Auch hier gilt: vor dem Kauf auf der Gesichtshaut im Tageslicht ausprobieren.

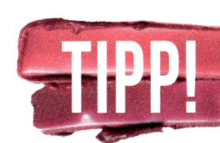

**ZUGEKLEISTERT ODER SCHUPPIG** *Wenn die Haut zugekleistert aussieht, wurde in der Regel zu viel Creme aufgebracht. Die Haut vorsichtig mit einem Kosmetiktuch leicht abtupfen, nochmals gut verblenden und mit einem Hauch Puder drübergehen. Wenn die Haut hingegen schuppig aussieht, ist meistens ein Zuviel an Puder die Ursache. Vorsichtig mit etwas Creme drübergehen.*

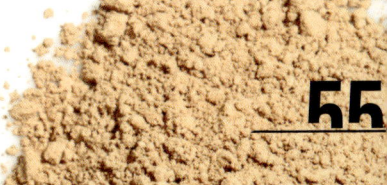

## WO?

Puder sollte sparsam und mit Feingefühl eingesetzt werden. Schimmern ist erlaubt, glänzen nicht. Nicht das gesamte Gesicht muss mattiert werden, es gibt aber Partien, die mit einem Hauch Puder besser aussehen. In der Regel sind diese Partien in der Mitte des Gesichts: zwischen den Augenbrauen, auf dem Nasenrücken, entlang der Nase, bei den Nasenflügeln und auf dem Kinn. Eventuell glänzen auch die Stirn, die Wangen oder der Bereich von den Nasenflügeln zu den Mundwinkeln ein bisschen. Auch dort einen Hauch Puder auftragen, aber immer daran denken: nicht das gesamte Gesicht mattieren! Der hübsche, natürliche Schimmer soll erhalten bleiben. Eine subtile Wirkung ist wichtig, daher in kleinen Mengen und dünnen Schichten auftragen.

Ist das Gesicht doch zu hell geworden? Mit einem Puder in einem warmen Farbton nimmt man den Effekt zurück. Kritisch bleiben, ob die richtigen Stellen aufgehellt sind. Sie verleihen dem Teint Frische! Und nicht vergessen: Vorsicht mit Puder auf feuchter oder fettiger Haut! Puder wird dort dunkler. Die Haut also vor dem Aufbringen des Puders mit einem Kosmetiktuch abtupfen.

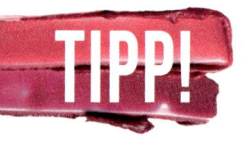

**TIPP!**

**KOMPAKTPUDER** *Kompaktpuder ist ideal für unterwegs. Ich würde nie losen Puder zum Ausgehen mitnehmen; wenn die Dose aufgeht, ist die ganze Handtasche ruiniert.*

**BISSCHEN KRATZEN** *Hat sich auf dem Puder eine dunkle Schicht gebildet, weil der Pinsel erst mit fettiger Haut und danach mit dem Puder in der Dose in Berührung kam? Die oberste Schicht vorsichtig abkratzen, zum Beispiel mit einem kleinen Löffel. Der Puder gibt anschließend wieder frischen Puder ab und die Bakterien sind entfernt. Was tun, wenn der Puder kaputt ist? Feinstampfen und mit einigen Tropfen Alkohol verrühren. Den Brei anschließend pressen und im Kühlschrank aushärten lassen. Diese Methode eignet sich auch für Lidschatten.*

**AUCH FÜR TROCKENE HAUT** *Puder ist ideal für fettige Haut, aber auch trockene Haut weist manchmal fettige Stellen auf. Auch hier ist Puder die Lösung!*

# PINSEL ODER SCHWÄMMCHEN/QUAST

Zum Abpudern verwende ich am liebsten einen schmalen, weichen Puderpinsel, so kann ich den Puder schön leicht auftragen. Mit einem großen Pinsel besteht die Gefahr, dass man zu viel Puder auf einmal erwischt, außerdem kann man nicht so gezielt arbeiten. Mit einem weichen, lockeren Pinsel lässt sich der Puder besonders transparent auftragen: am besten leicht tupfend und sanft streichend.

Puder ist häufig in einer kleinen Dose mit einem hübschen Puderquast oder Schwämmchen verpackt. Das ist sehr praktisch für die Handtasche, häufig erwischt man mit dem Quast oder Schwämmchen aber viel zu viel Puder. Zu Hause im Badezimmer benutze ich deswegen gern einen weichen Pinsel. Den Pinsel kann man kontrolliert einsetzen und überschüssigen Puder abklopfen.

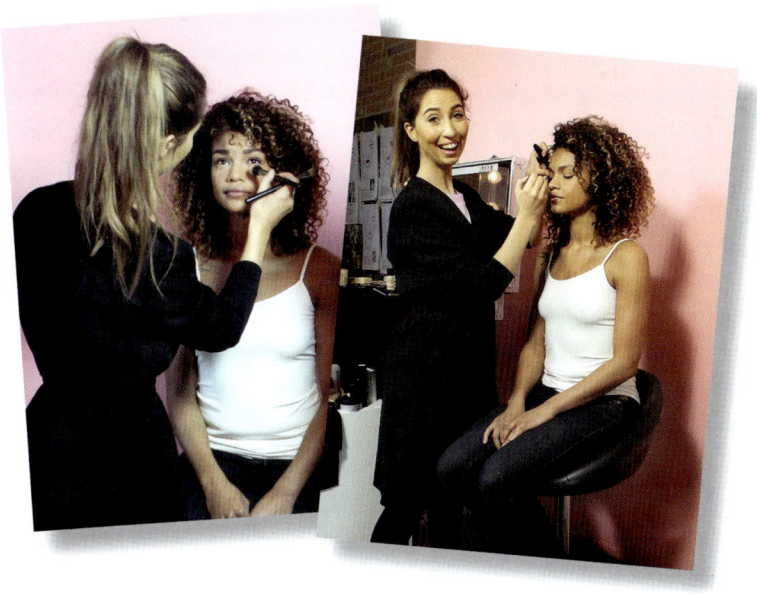

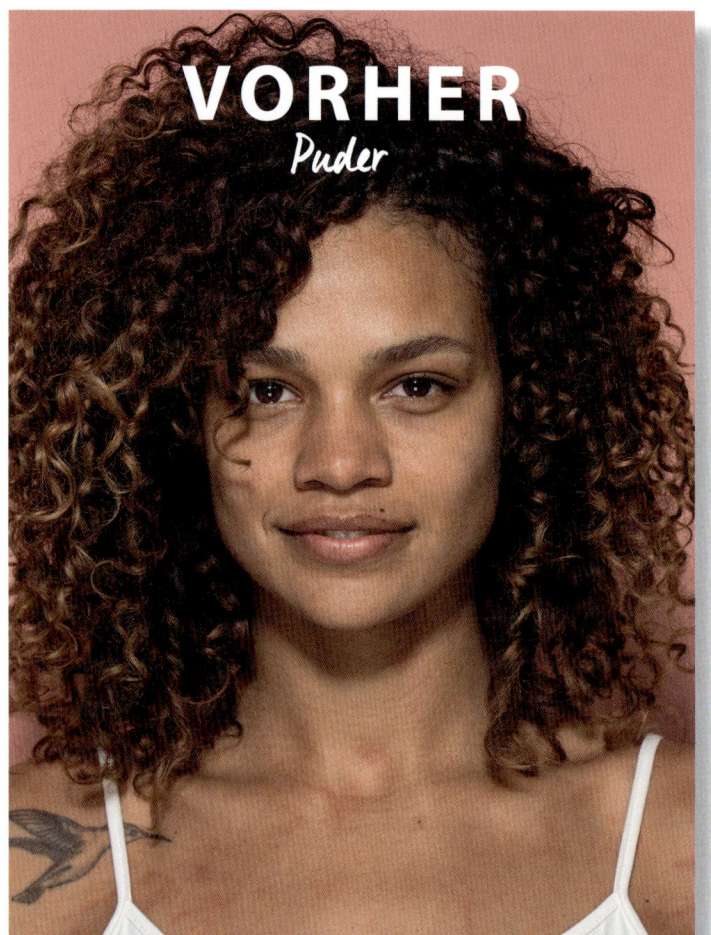

**VORHER**

*Puder*

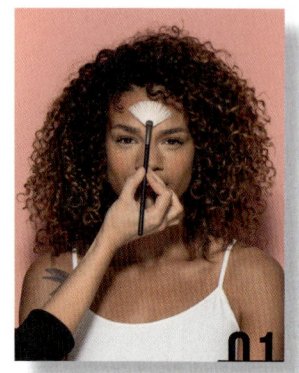

01

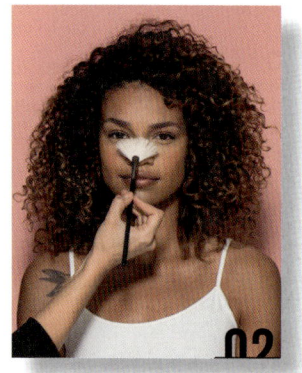

02

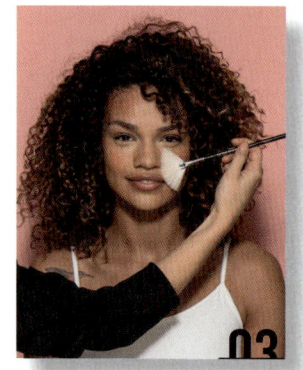

03

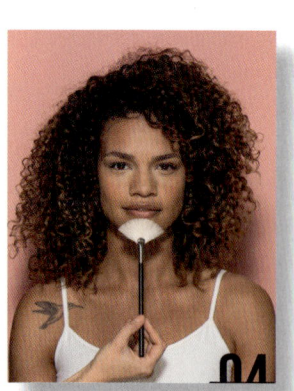

04

*Die glänzenden Partien befinden sich meistens in der Mitte des Gesichts. Dafür kann man einen großen, weichen Puderpinsel verwenden. In diesem Fall greife ich zu einem Fächerpinsel, der einen subtileren Effekt hat. Nach dem Vorher-Foto habe ich zunächst ein leichtes Basis-Make-up aufgetragen.*
SCHRITT 1: *Mit dem Pinsel von oben nach unten über die Stirn gehen.* SCHRITT 2: *Über den Nasenrücken gehen.* SCHRITT 3: *Neben den Nasenflügeln ansetzen und nach außen streichen.* SCHRITT 4: *Kinn nicht vergessen!*

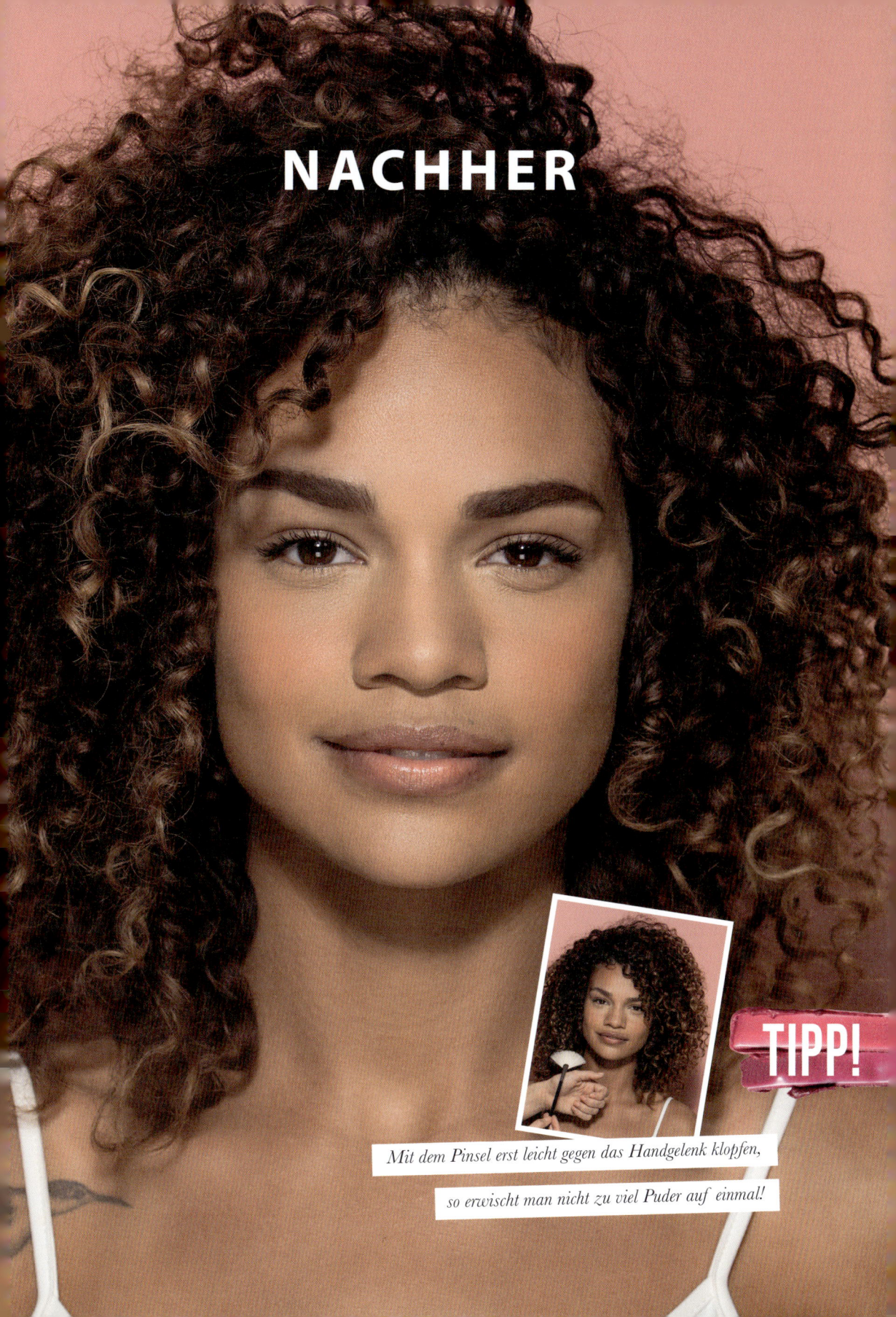

# NACHHER

**TIPP!**

*Mit dem Pinsel erst leicht gegen das Handgelenk klopfen,*

*so erwischt man nicht zu viel Puder auf einmal!*

# BRONZER

Ein kleiner Spaziergang in der Sonne, einfach herrlich. Leider haben wir nicht immer genügend Zeit dafür. Wie schön, dass man sich dann ein bisschen Sonne aus dem Tiegel holen kann. So bekommt der Teint die gesunde Ausstrahlung, die wir uns wünschen. Wenn man eine Foundation benutzen möchte, wird der Bronzer erst danach aufgetragen, so arbeitet man auf einer ebenmäßigen Unterlage. Bronzer kann nicht nur einen sanften Urlaubsteint zaubern, sondern auch konturieren. Man kann die Gesichtsform vorteilhaft modellieren, indem man dem Gesicht an bestimmten Stellen Tiefe verleiht. Für ein aufregendes Abend-Make-up zum Beispiel die Wangenknochen etwas betonen.

## FRISCH & FRUCHTIG

Für mich gehört Bronzer zu einem gelungenen Basis-Make-up. Foundation sorgt für einen schönen ebenmäßigen Teint, anschließend verleiht der Bronzer der Haut diesen warmen Ton, der für eine gesunde Ausstrahlung sorgt. Aber es darf nicht auffallen. Im Gegenteil! Es soll so aussehen, als ob die Haut natürlich gebräunt sei. Bronzer kann einen frisch-fruchtigen Effekt haben, im schlimmsten Fall aber auch den gewünschten Teint verderben. Eine zu dunkle Farbe zum Beispiel bewirkt einen gegenteiligen Effekt: gar nicht frisch und noch dazu unnatürlich. Um das zu vermeiden, ist, neben der individuell passenden Konsistenz und Farbe, die richtige Methode beim Auftragen entscheidend.

# PUDER ODER CREME

Bronzer gibt es als Puder, aber auch als Creme, Gel oder Fluid. Welche Konsistenz am besten geeignet ist, hängt von der individuellen Hautstruktur ab. Ich verwende meistens Bronzer-Puder. Das Wichtigste ist jedoch, genau wie bei der Foundation, auf die Bedürfnisse der eigenen Haut zu achten. Bei sehr trockener Haut empfiehlt sich eine Bronzer-Creme, bei sehr fettiger Haut hingegen eine ölfreie Pudervariante. Die Cremevarianten trägt man am besten mit den Fingern oder einem etwas dichteren Pinsel auf, so lässt sich der Bronzer gut in die Haut massieren. Für die Puderform am besten eine großen Bronzerpinsel verwenden, damit kann man wunderbar verblenden. Denn wie gesagt: Verblenden ist das A und O. Sichtbare Streifen würden natürlich sofort verraten, dass die hübsche Sonnenbräune aus der Packung kommt!

Auf diese Stellen trägt man, abhängig von der Gesichtsform, Bronzer auf:

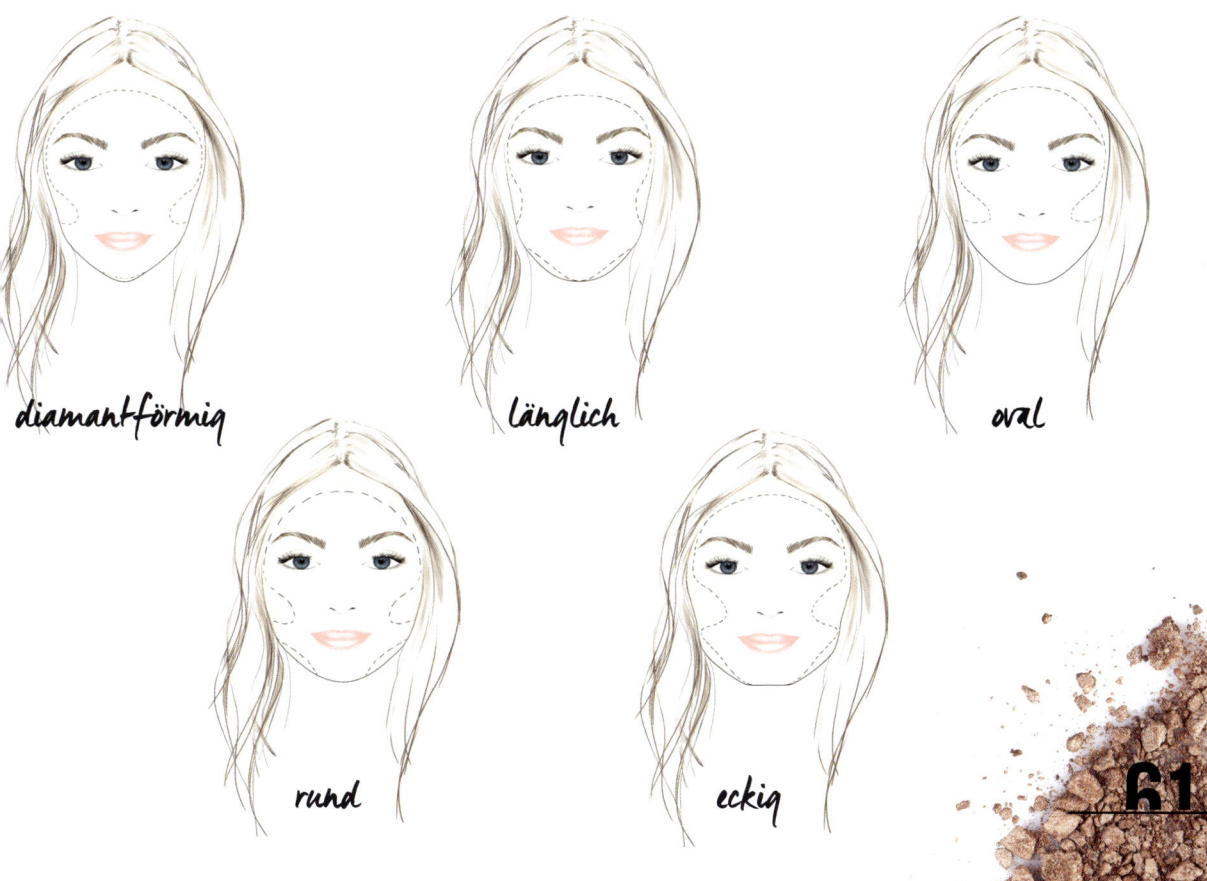

diamantförmig

länglich

oval

rund

eckig

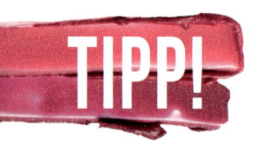
**ZU HELL** *Bronzer ist häufig zu dunkel, aber er kann natürlich auch zu hell sein. Auch das gilt es zu vermeiden, denn eine zu helle Farbe macht die Haut grau. Dahin ist er, der frische, gesunde Teint! Also, bei Tageslicht die eigene Hautfarbe beurteilen und den Bronzer ein bis zwei Nuancen dunkler wählen.*

**NATÜRLICHER LIDSCHATTEN** *Man kann Bronzer auch wunderbar auf den Lidbogen, also den Bereich unter den Augenbrauen, auftragen. Um eine natürliche Wirkung zu erzielen, den Lidschattenpinsel leicht in den Bronzer tauchen und mit dem Lidschatten verblenden. Aber aufgepasst: Nur ganz wenig Lidschatten verblenden, schön dezent halten.*

**GERNE WEICH** *Für Bronzer eignet sich ein großer, weicher Pinsel, mit dem man locker übers Gesicht streichen kann. Ich finde Härtegrad weich bis mittel am besten, der Bronzer lässt sich so streifenfrei mit der Haut verblenden.*

## FARBE WÄHLEN

Natürlich ist es verlockend, einen schön braunen Bronzer zu wählen, aber schön ist er deswegen noch lange nicht. Zu gebräunt sieht einfach nicht attraktiv aus. Um eine übertriebene und vor allem auch unnatürliche Wirkung zu vermeiden, sollte man ausgehend von der eigenen Hautfarbe nicht mehr als zwei Nuancen dunkler verwenden. Bei heller Haut sieht meistens ein beige- oder pfirsichfarbener Ton am besten aus. Bei einem mittleren bis olivfarbenen Teint empfehle ich Terrakotta. Bei dunkler bis sehr dunkler Haut wirkt Schokoladenbraun am besten. Um den richtigen Ton zu bestimmen, am besten in den Spiegel sehen und den Bronzer neben das Gesicht mit Basis-Make-up halten.

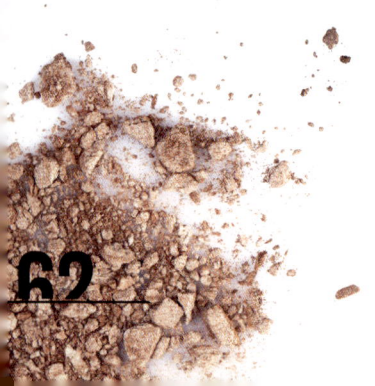

# SCHIMMER

Ich finde in den meisten Fällen Bronzer mit einem dezenten Seidenglanz am schönsten. Der sorgt nicht nur für eine gesunde Ausstrahlung, sondern lässt den Teint lebendig und warm wirken. Ein matter Puder eignet sich gut zum Konturieren, sieht aber meistens etwas unnatürlicher aus. Daher greife ich gerne zu einem leicht schimmernden Bronzer. Aber aufgepasst, auch hier gilt: Es soll nicht zu stark schimmern. Unser Ziel ist ein frischer, strahlender Teint. Es soll aber nicht so aussehen, als ob man gerade einen Dauerlauf hinter sich hätte, sondern so, als ob man einen kleinen Spaziergang in der Sonne gemacht hätte.

# SO WEIT, SO GUT

Ein klassischer Fehler, der häufig gemacht wird: den Bronzer im ganzen Gesicht verteilen. Auf keinen Fall machen! Das Ergebnis ist, dass man aussieht, als ob man zu lange auf der Sonnenbank gelegen hätte. Bronzer wird im Gesicht dezent und an ausgewählten Stellen aufgetragen. Auf der Stirn beginnen und von dort mit kreisenden Bewegungen am Haaransatz entlang nach unten gehen und dann entlang der Wangenknochen. Der Bronzer wird leicht auf und unterhalb der Wangenknochen aufgebracht, von dort nach außen arbeiten und mit einer Kreisbewegung nach unten zur Kinnlinie gehen. Im Idealfall befindet sich, wenn man am Kinn angekommen ist, nur noch wenig Puder auf dem Pinsel. Ideal, weil es hier dezent auslaufen soll. Immer mit einer kleinen Menge beginnen, in einer zweiten Schicht etwas mehr auftragen ist kein Problem, umgekehrt schon!

> RUND UMS JAHR *Bronzer ist nicht nur im Sommer eine tolle Sache, sondern gerade auch im Winter. Im Winter ist die Haut heller und kann eine kleine Auffrischung gut vertragen. Aber auch hier gilt, genau wie bei der Foundation: Man kann nicht das ganze Jahr über dieselbe Farbe verwenden. Die Nuancen müssen der Saison angepasst werden, denn unser Teint verändert sich im Laufe der Jahreszeiten.*

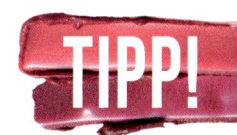

TIPP!

# IN FORM

Bronzer schenkt uns nicht nur einen gesunden Teint, er kann noch viel mehr: richtig eingesetzt, modelliert und konturiert er das Gesicht. Eine schmalere Nase zaubert man, indem man Bronzer auf den linken und rechten Nasenflügel aufträgt und den Nasenrücken mit einem Highlighter etwas hervortreten lässt. Wenn man den Bronzer bis unten durchlaufen lässt, wirkt die Nase länger, hört man eher auf, entsprechend kürzer.

Eine schiefe Nase lässt sich optisch modellieren, indem man an der

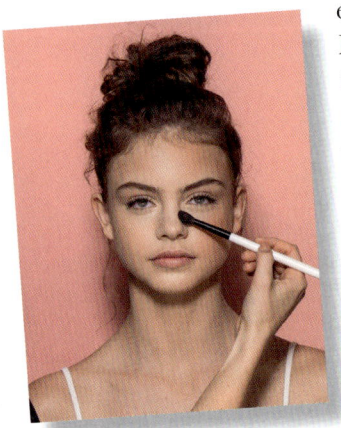

entsprechenden Seite etwas mehr Bronzer aufträgt. Man kann das Gesicht auch schmaler modellieren, indem man die natürlichen Schatten an den Seiten und unter den Wagenknochen akzentuiert. Etwas mehr Bronzer auf der Kinnlinie gibt einem schwach ausgeprägten Kinn mehr Kontur. Aber aufgepasst: Er darf nicht sichtbar sein und sollte unsichtbar mit dem Rest verlaufen, also dezent bleiben und: verblenden, verblenden, verblenden! Wer geschickt ist, kann auch einen Foundation-Stick, ebenfalls ein bis zwei Nuancen dunkler als die Foundation, zum bronzen oder modellieren verwenden. Der Nachteil hiervon ist, dass sich die beiden Foundations im Laufe des Tages eventuell vermischen, das muss man also im Auge behalten.

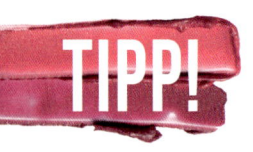

## TIPP!

*BIS ZUM HALS Ich kann es gar nicht oft genug sagen: den Hals nicht vergessen. Meistens ist er etwas heller als das Gesicht und das Dekolleté und dann sieht es natürlich unschön aus, wenn man vergisst, auch den Hals dezent zu bronzen. Wer einen Pferdeschwanz trägt, sollte auch den Nacken nicht vergessen.*

*PORZELLANHAUT In diesem Fall, wie gesagt, lieber keinen Bronzer verwenden. Die Farbe ist in den meisten Fällen zu dunkel für diese wunderschöne helle Haut, sie wirkt mit Bronzer schnell schmutzig. Um einen warmen Schimmer zu erzielen, greift man dann am besten zu einem Rouge in einem frischen, warmen Ton.*

# ONLINE-TUTORIALS

Wer schaut sie sich nicht an, die Make-up-Tutorials im Internet? Es macht Spaß und ist auch noch lehrreich!

Aber aufgepasst, man kann auch auf eine falsche Fährte gelockt werden. Kim Kardashian beispielsweise hat sich mit ihren Modellierungstechniken einen Namen gemacht. Das kann hübsch aussehen, trotzdem sollten es die wenigsten von uns nachmachen. Kim wird nämlich überall, wo sie auftaucht, fotografiert. Wenn wir mit einem ebenso stark modellierten Gesicht nach draußen gehen würden, würden wir auch die Aufmerksamkeit auf uns ziehen, aber leider nur, weil wir merkwürdig aussehen. Wie kommt das? Die meisten Fotos von Prominenten werden mit Blitzlicht gemacht, und das flacht Konturen ab. Im Tageslicht wirkt ein modelliertes Gesicht dann schnell viel zu hart. Daher auch hier: dezent vorgehen und immer kritisch im Spiegel kontrollieren. Also, nicht zu viel modellieren, gut verblenden, so bleibt es frisch und natürlich!

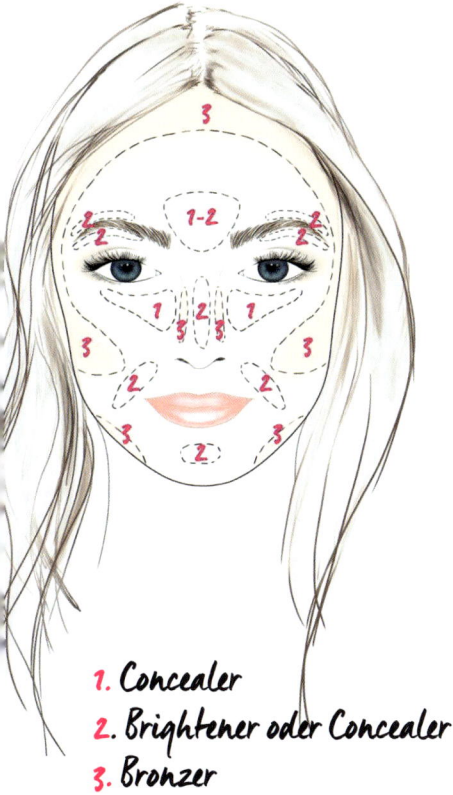

1. Concealer
2. Brightener oder Concealer
3. Bronzer

## Hier wird modelliert

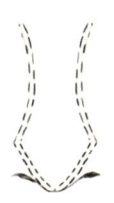

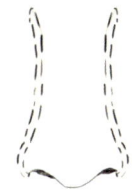

**1.** Eine breite Nase kaschiert man, indem man etwas Bronzer auf die Nasenflügel aufträgt.

**2.** Eine lange Nase wirkt kürzer, wenn man etwas Bronzer auf die Nasenspitze tupft.

**3.** Breite Nasenflügel wirken schmaler, wenn man den Bronzer entlang der Nasenflügel bis nach unten führt.

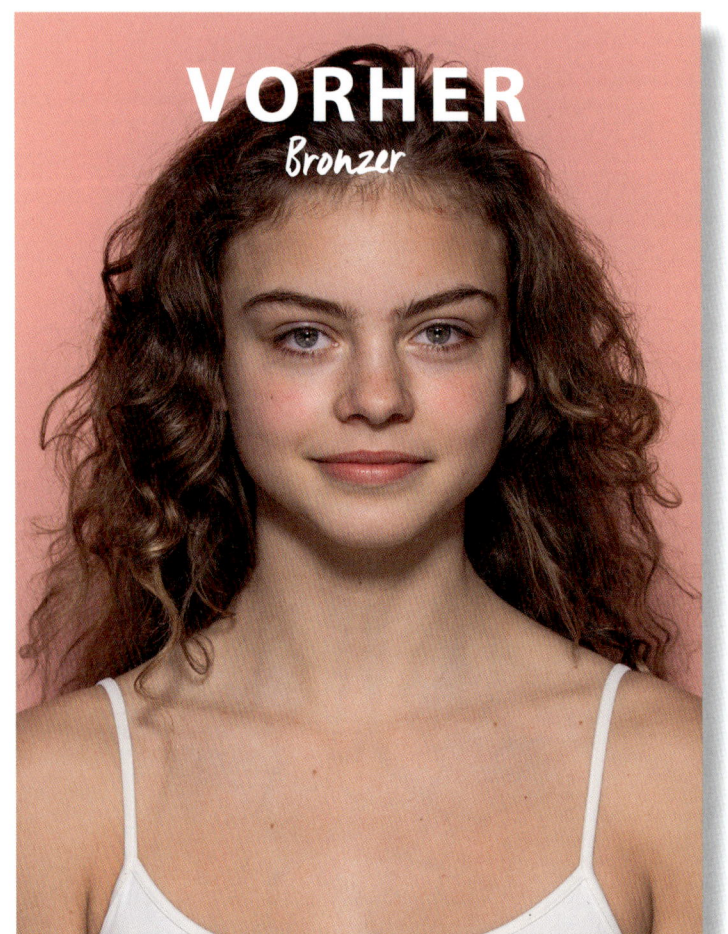

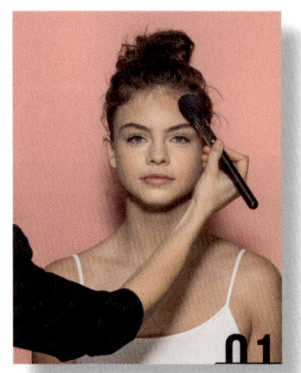

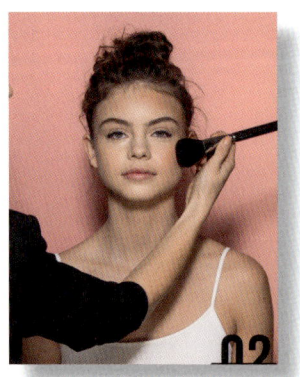

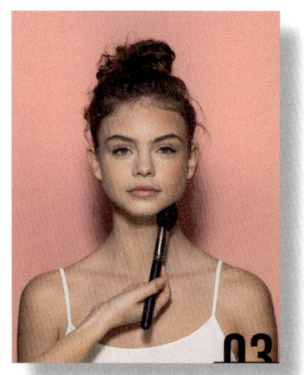

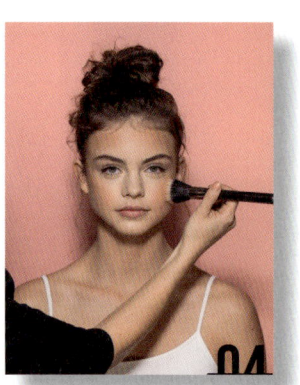

Nach dem Vorher-Foto habe ich zunächst ein leichtes Basis-Make-up aufgetragen. SCHRITT 1: Mit einem weichen Pinsel auf der Stirn ansetzen, in einem Bogen sanft am Haaransatz entlanggehen. SCHRITT 2: In einem weiteren leichten Bogen von unten über die Wangenknochen streichen. SCHRITT 3: Von dort einen Bogen Richtung Kinn und dann zum Hals machen. SCHRITT 4: Alles gut verblenden, so vermeidet man harte Linien.

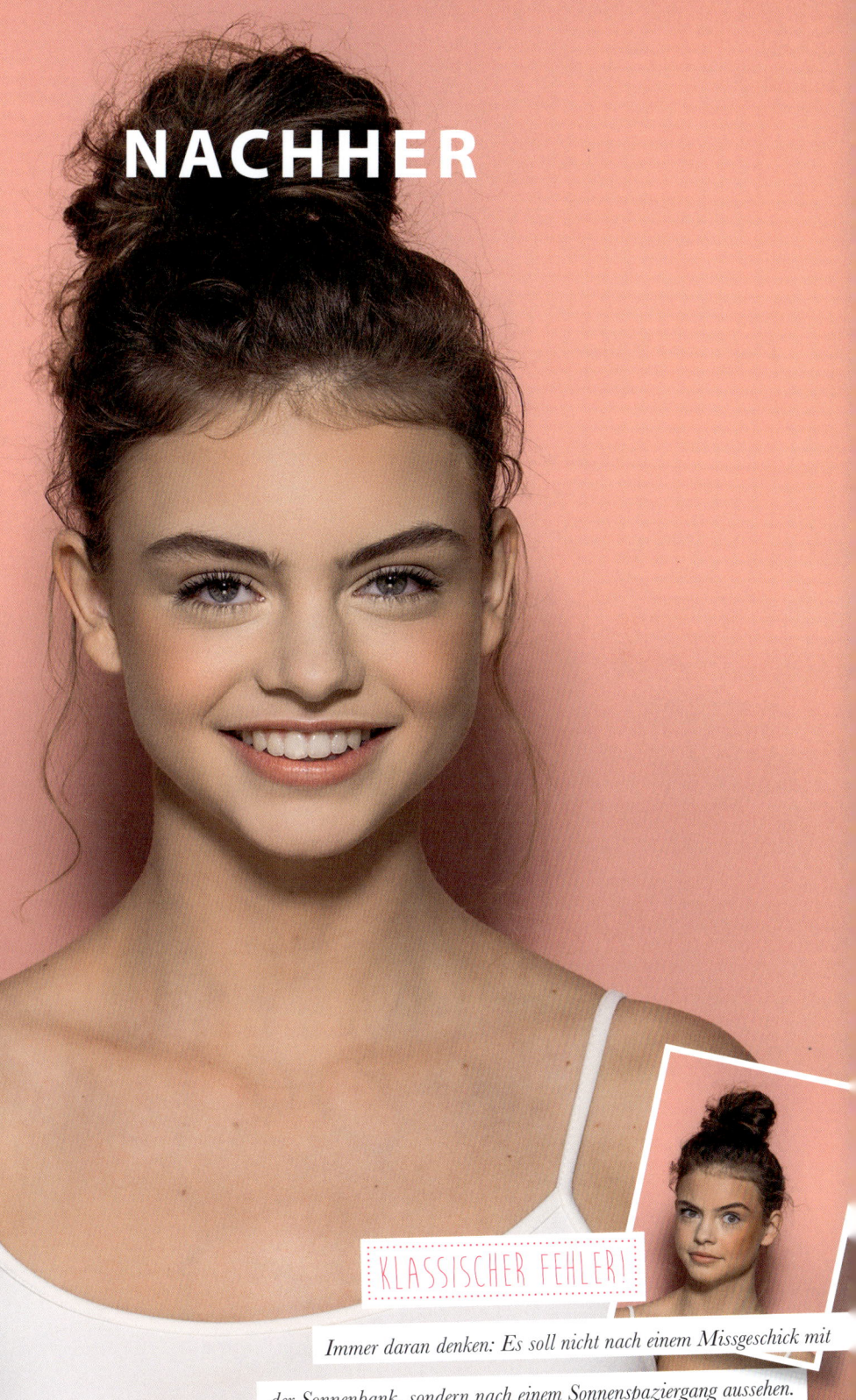

# NACHHER

KLASSISCHER FEHLER!

*Immer daran denken: Es soll nicht nach einem Missgeschick mit der Sonnenbank, sondern nach einem Sonnenspaziergang aussehen.*

# BLUSH

Bronzer verleiht uns eine gesunde Ausstrahlung, Blush eine glückliche! Daher gehört Blush für mich unbedingt zum Basis-Make-up,
ich setze Blush so gut wie immer ein. Schon eine winzige Menge
kann einen bezaubernden Effekt haben. Mit dieser zarten Wangen-
röte strotzt man nur so vor Vitalität!

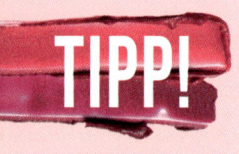

**TIPP!**

HOPPLA! *Etwas zu viel Blush auf die Wangen aufgetra-*
*gen? Kein Problem, etwas hautfarbenen oder transparen-*
*ten Puder auf den Pinsel geben und vorsichtig verblenden.*
*Das mildert die Röte ab und nichts muss mühsam ent-*
*fernt werden. Bei trockener Haut gilt das gleiche Prozede-*
*re, dann aber mit Foundation und einem Verblenderpinsel*
*arbeiten. Dabei immer im Spiegel kontrollieren, ob beide*
*Seiten gleich aussehen.*

MULTITASKING *Wenig Zeit und trotzdem vital aussehen?*
*Einfach etwas Lippenstift in einem frischen Rot auf die*
*Wangen tupfen und vorsichtig verblenden, auch auf die*
*Lippen tupfen. Kleine Mühe, große Wirkung!*
*Den Blush kann man auch mit dem Lidschatten ver-*
*blenden, es sollte aber viel, viel dezenter sein als mit dem*
*Bronzer.*

# ROUGE

Blush kennt man eigentlich noch von früher. Damals hieß es aber noch Französisch *Rouge* und verlief als kräftiger rosaroter Streifen, wie eine Art Landebahn, von der Nase bis zum Ohr. Aber keine Sorge, die Zeiten haben sich geändert und Rouge zum Glück auch. Make-up zielt heutzutage auf eine natürliche Ausstrahlung, kräftiges Rouge ist aus der Mode, es gehört der Vergangenheit an. Das moderne Rouge hat die englische Bezeichnung *Blush* bekommen und soll möglichst natürlich aussehen, eben wie eine natürliche Rötung. Bronzer soll die Wirkung eines Sonnenspaziergangs nachahmen, Blush die eines ausgiebigen Spaziergangs an der frischen Luft. Um den natürlichen Effekt hinzubekommen, muss man die richtige Technik beherrschen und die passende Farbe wählen. Bronzer und Blush können kombiniert oder einzeln eingesetzt werden.

*Die Gesichtsform entscheidet darüber, an welchen Stellen Blush optimal zur Geltung kommt.*

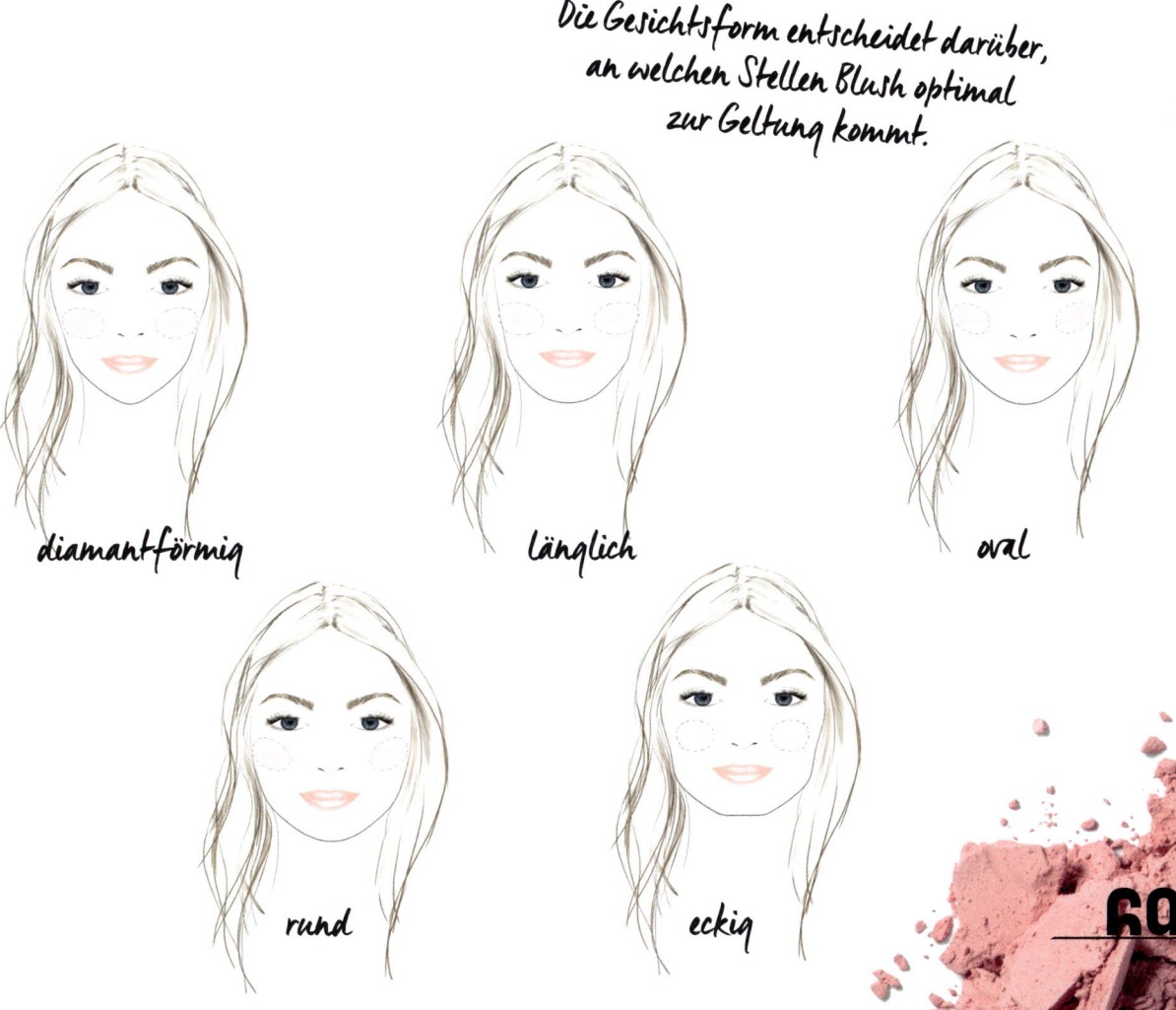

diamantförmig

länglich

oval

rund

eckig

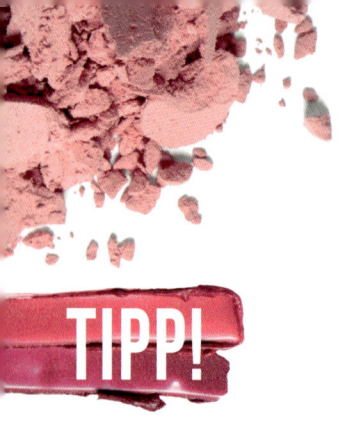

**VOLLE FARBEN** *Je dunkler die Haut, desto mehr Pigment kann sie vertragen. Immer mit einer kleinen Menge beginnen, um die Intensität der Farbe besser einschätzen zu können. Volle Farben sind warme, gesättigte Farben mit einem hohen Pigmentanteil. Je höher der Pigmentanteil des Blush, desto weniger geeignet für helle oder Porzellanhaut. Beim Einkauf wirken die Blush-Farben häufig ziemlich kräftig, zumeist geben sie aber viel weniger Pigment ab, als man zunächst dachte. Manchmal ist es aber eben leider auch genau umgekehrt. Auch hier hilft nur ausprobieren!*

**KLEIN UND WEICH** *Zum Auftragen von Puderblush nimmt man am besten einen weichen, mittelgroßen Pinsel. Cremeblush oder Liquids kann man am besten mit den Fingern oder einem synthetischen Blushpinsel auftragen.*

## LÄCHELN!

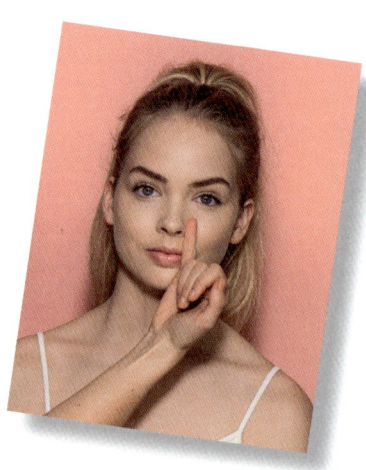

Beim Blick in den Spiegel lächeln und den Blush auf die gerundeten Bäckchen auftragen. Aber aufgepasst, keine Kreise ziehen! Wir wollen ja keinen Clown-Effekt! Mit dem Blush auch nicht zu nah an die Nase gehen, sonst wirkt es unnatürlich. Ein Fingerbreit ist ein guter Anhaltspunkt für den Abstand, der eingehalten werden sollte, als Hilfe einen Finger an die Nase legen. Der Blush wird mit kleinen, sanften Strichen langsam nach außen und oben verblendet. Nicht zu weit Richtung Ohr streichen, die Landebahn ist passé. Blush wird nur auf einem begrenzten Bereich aufgetragen, aber dieser Bereich verbreitet die Botschaft „Hallo, hier bin ich!".

## PFIRSICH ODER BEERE?

Heller Haut schmeicheln zarte Rosétöne mit blauem Unterton sowie helle Korall- und Pfirsichtöne. Diese Farben eignen sich auch für die leicht gebräunte Haut, allerdings dürfen sie hier etwas kräftiger ausfallen. Dem dunklen Teint stehen kräftige Rottöne. Wie gesagt, je dunkler die Haut, desto mehr Pigment. Als Farben kommen Koralle, Pflaume, Beere oder Mauve infrage.

## CREME ODER PUDER?

Blush wird mit dem Finger oder mit einem Pinsel aufgetragen, je nach Konsistenz. Blush gibt es, genau wie Foundation und Bronzer, in verschiedenen Formen. Puder, Creme, Gel oder flüssig (Liquid). Auch hier gilt: Die eigene Haut bestimmt die passende Konsistenz. Weiterhin gilt: Je fettiger die Haut, desto weniger fettig sollte der Blush sein. Bei trockener Haut ist eine Creme oder ein Liquid am besten geeignet. Es gibt allerdings auch Cremeblush und Liquid-Blush mit einem matten Puder-Finish. Also gut darauf achten, welche Wirkung die jeweilige Textur auf der eigenen Haut entwickelt.

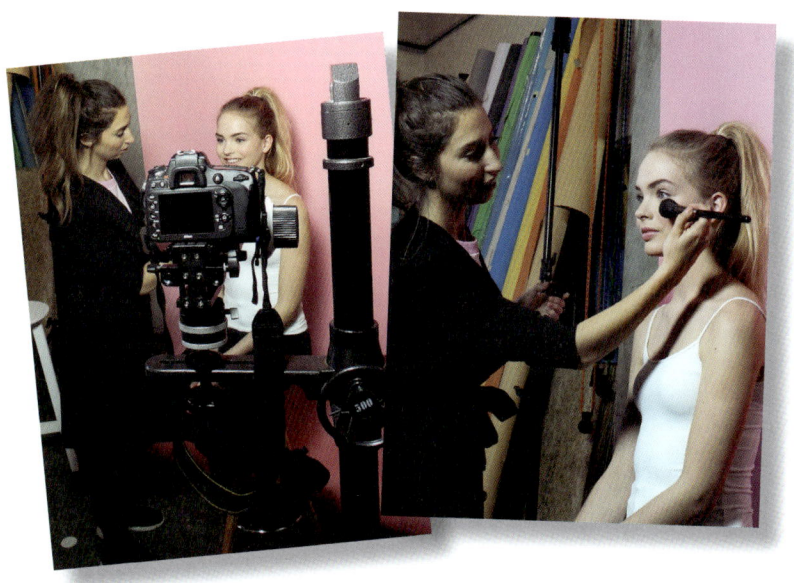

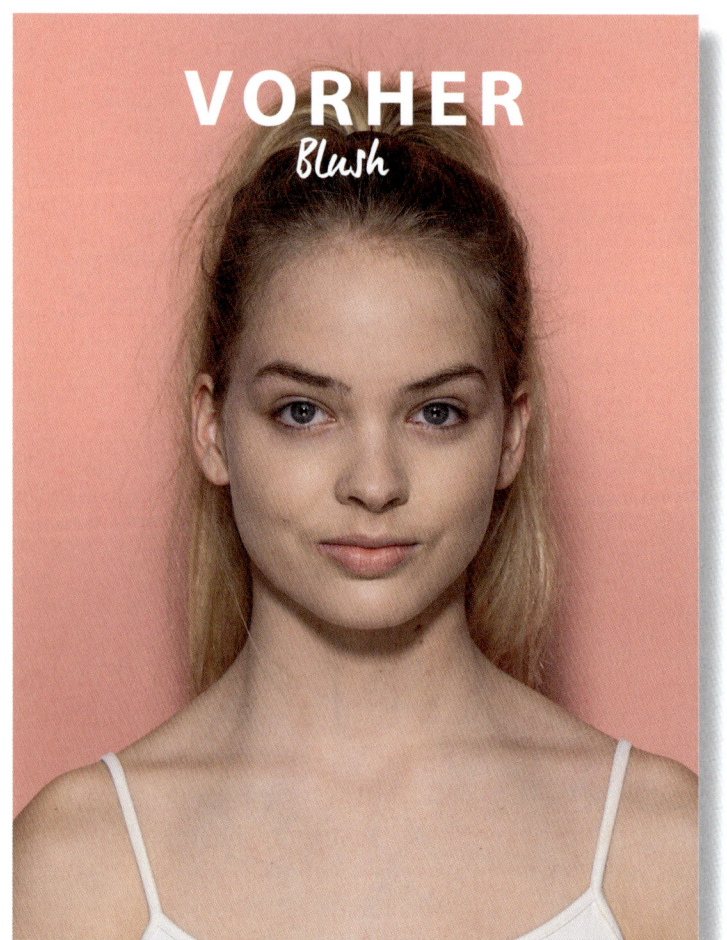

VORHER
*Blush*

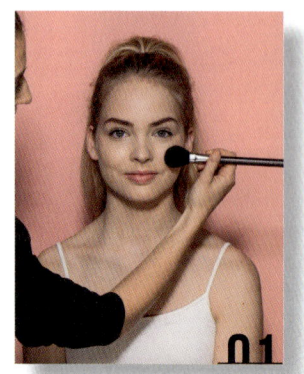

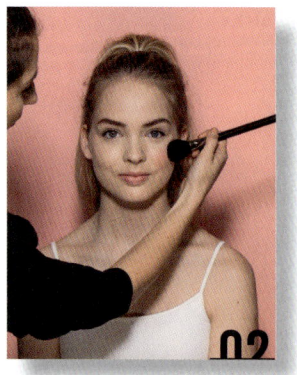

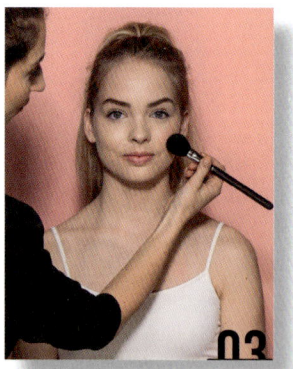

*Nach dem Vorher-Foto habe ich zunächst ein leichtes Basis-Make-up aufgetragen.* SCHRITT 1: *Lächeln, den Blush auf die Apfelbäckchen auftragen. Nicht zu nah an die Nase kommen!* SCHRITT 2: *Mit dem Pinsel sanft nach oben streichen.* SCHRITT 3: *Anschließend nach außen und dann nach unten streichen.* SCHRITT 4: *Mit einem großen, weichen Pinsel alles gut verblenden, so vermeidet man harte Linien.*

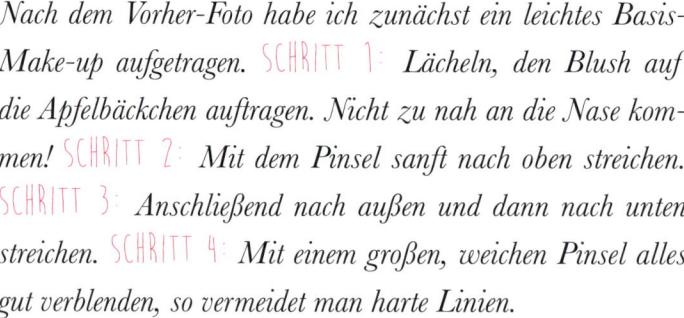

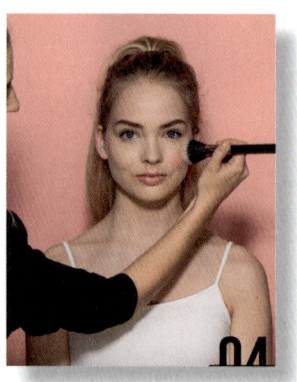

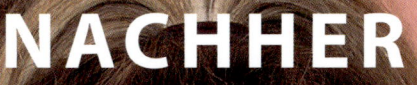

# NACHHER

1. Clowns gehören in die Zirkusmanege!

Die Landebahn ist passé!

# HIGHLIGHTER

Highlighter verleiht dem Gesicht den ultimativen Strahle-Teint! Mit ihm kann man bestimmte Gesichtspartien durch Aufhellung hervorheben. Zudem ist er eine Wunderwaffe gegen fahlen Teint. Highlighter enthalten Pigmente, die wie kleine Spiegel einfallendes Licht reflektieren und die Haut so zum Leuchten bringen.

Im zweiten Schritt des Make-ups haben wir bereits bestimmte Partien mit Concealer herausgearbeitet, mit Highlighter gehen wir noch einen kleinen Schritt weiter. Mit Bronzer schaffen wir Tiefe, mit Highlighter holen wir Partien nach vorne. Wie der Name schon sagt: Highlights fürs Gesicht.

Es gibt ihn schon lange, aber neuerdings greifen Frauen weitaus häufiger zum Highlighter. Manche benutzt ihn für das ganze Gesicht, das sollte man besser lassen. Das Gesicht soll schließlich nicht zur Discokugel werden. Man sollte, wie bei allen anderen Make-up-Produkten, nie aus dem Auge verlieren, wofür man ihn einsetzt. Wir wollen schließlich unsere individuelle Schönheit unterstreichen und nicht das ganze Gesicht verändern. Den gewünschten Effekt erzielt man, indem man den Highlighter nur auf wenige ausgewählte Stellen aufträgt, alles andere wirkt schnell überladen. Und, wie gehabt, sorgfältig die richtige Konsistenz und Farbe wählen!

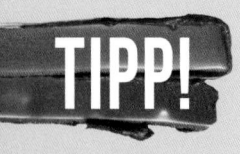

TIPP!

> KRÄHENFÜSSE *Bei Krähenfüßen und anderen Augenfältchen ist Vorsicht geboten. Der Schimmereffekt von Highlighter kann die Fältchen extra betonen. Dann lieber zu einem Concealer oder zu einem Highlighter mit wenig reflektierenden Pigmenten greifen. Fältchen sind hübsch und ein Zeichen von Persönlichkeit, aber wir wollen sie natürlich nicht extra akzentuieren. Die Partien mit Fältchen und feinen Linien sollten nach Möglichkeit nur wenig glänzen und schimmern.*

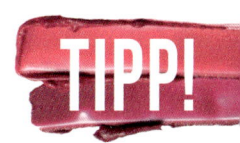

TIPP!

WELCHEN HIGHLIGHTER? *Highlighter gibt es in allen möglichen Ausführungen, einige davon lassen den Teint zu stark glänzen oder schimmern. Ich finde das nicht hübsch, weil es unnatürlich wirkt. Außerdem gibt es Highlighter mit Glitter oder einem metallischen Glanz, sie eignen sich für ein Fotoshooting oder für ein sogenanntes Statement-Make-up. Ansonsten Finger davon lassen und lieber einen dezenteren Highlighter mit Luminizer-, also Weichzeichner-Effekt, wählen, der das Licht sanft auf der Haut reflektieren lässt. Auch hier gilt: im Geschäft ausprobieren, eine kleine Probe auf dem Handrücken reicht aus. Wie bereits gesagt: schimmern ja, glänzen nein. Sieht das Gesicht nach einer zu kurzen Nacht fahl oder matt aus? Das ist schnell behoben, einfach ein bisschen – nur dezent schimmernden – Highlighter mit der Foundation oder Tagescreme vermischen.*

# GOLD UND CHAMPAGNER

Highlighter ist viel transparenter als Foundation oder Bronzer, teilweise sogar farblos für ein pures Schimmern. Es gilt jedoch zu beachten, dass es auch hier verschiedene Untertöne gibt. Nur ein Highlighter in der richtigen Farbe verbindet sich gut mit dem eigenen Teint. Der sehr hellen, rosigen Haut stehen Champagnertöne am besten, sie sollten jedoch nicht zu viele Gelbanteile enthalten. Sie eignen sich auch für den hellen bis mittleren Hauttyp. Hier können außerdem die etwas intensiveren Bronze-, Gold- oder pfirsichfarbenen Töne toll aussehen. Für dunkle Haut empfiehlt sich Schokoladenbraun oder auch ein Goldton. Auch hier gilt: Je dunkler die Haut, desto mehr Pigmente darf der Highlighter enthalten. Aber aufgepasst, sowohl Farbintensität als auch Schimmer immer dezent halten. Make-up soll unser Aussehen verbessern und nicht unser Gegenüber irritieren! Ein zu heller Farbton oder zu viel Silber- beziehungsweise Goldanteile machen den Teint grau. Entsprechend der eigenen Hautfarbe eine Nuance heller wählen, dann kann nichts schiefgehen.

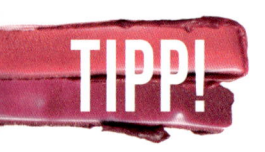

**TIPP!**

## SCHICHT FÜR SCHICHT

Flüssige Highlighter trage ich am liebsten mit dem Finger auf. Man kann aber auch einen synthetischen Blenderpinsel nehmen. Für die Pudervariante empfiehlt sich ein kleinerer, schräger Pinsel. Wie auch bei anderem Puder überschüssigen Highlighter abklopfen, bei losem Puder ist das besonders wichtig. Sparsam auftragen, nicht zu viel auf einmal. Ein Zuviel bewirkt den berühmt-berüchtigten Discokugel-Effekt, und der lässt sich nicht so einfach korrigieren.

## SEXY WANGENKNOCHEN

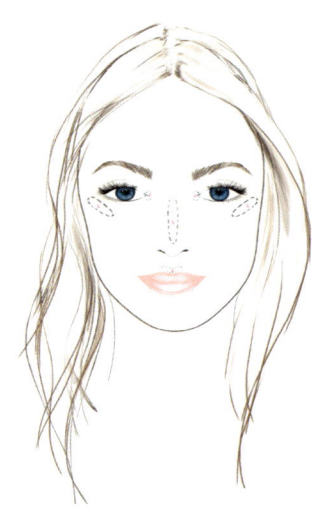

Nun zur Gretchenfrage: An welchen Stellen sollte man Highlighter auftragen? Dort, wo die Sonne als Erstes auftrifft. Der Nasenrücken und die Wangenknochen sind die wichtigsten Partien. Insbesondere die Wangenknochen bekommen so eine sexy Ausstrahlung, denn Sonnen- oder Kunstlicht wird schon bei der kleinsten Bewegung hübsch reflektiert. Aber aufgepasst, nicht zu sehr in der Mitte des Gesichts auftragen, es könnte dadurch leicht geschwollen wirken.

# EIN TIEGEL VOLL MAGIE ...........................................

Highlighter gibt es, genau wie Foundation, Bronzer und Blush, in verschiedenen Formen: Puder, Creme, Gel oder flüssig (Liquid). Außerdem gibt es die praktischen sogenannten Shimmer Bricks: Das sind Döschen mit verschiedenen Farbnuancen, die man einzeln auftragen oder miteinander verblenden kann. Flüssige Highlighter sind meistens etwas dezenter als die Puder- oder Cremevarianten. Ich verwende am allerliebsten meine Tiegelchen Magie: Soleil Tan von Chanel mit einer superzarten Textur, die sich mit so gut wie jeder Haut perfekt verblenden lässt. Creme- und Pudervarianten lassen sich hervorragend als Lidschatten auf dem Augenlid verwenden, aber bitte dezent einsetzen.

Der Highlighter sollte die gleiche Konsistenz wie die Foundation haben. Eine flüssige Foundation also am besten mit einem flüssigen Highlighter kombinieren. So lässt sich besonders harmonisch verblenden und man vermeidet Flecken. Will man trotzdem einen Highlighter in Puderform verwenden, sollte man die Stellen, die man damit schminken möchte, vorher mit transparentem Puder abpudern. Und immer die Faustregel beachten: bei trockener Haut tunlichst wenig Puder verwenden.

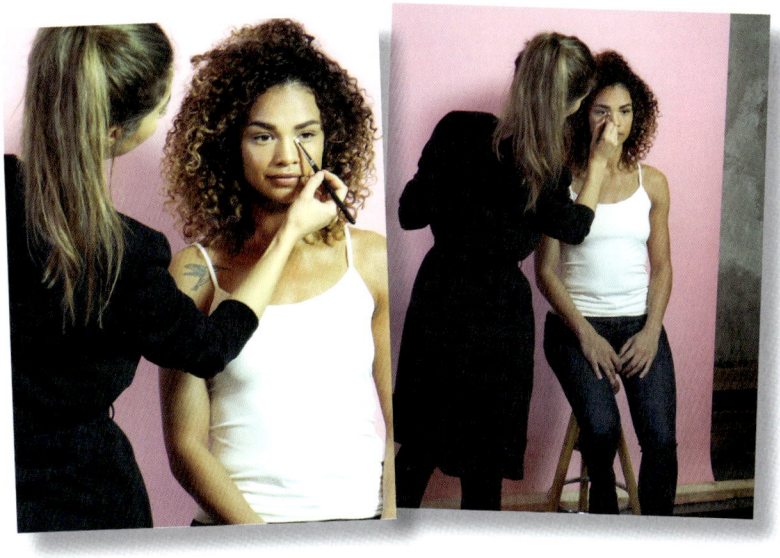

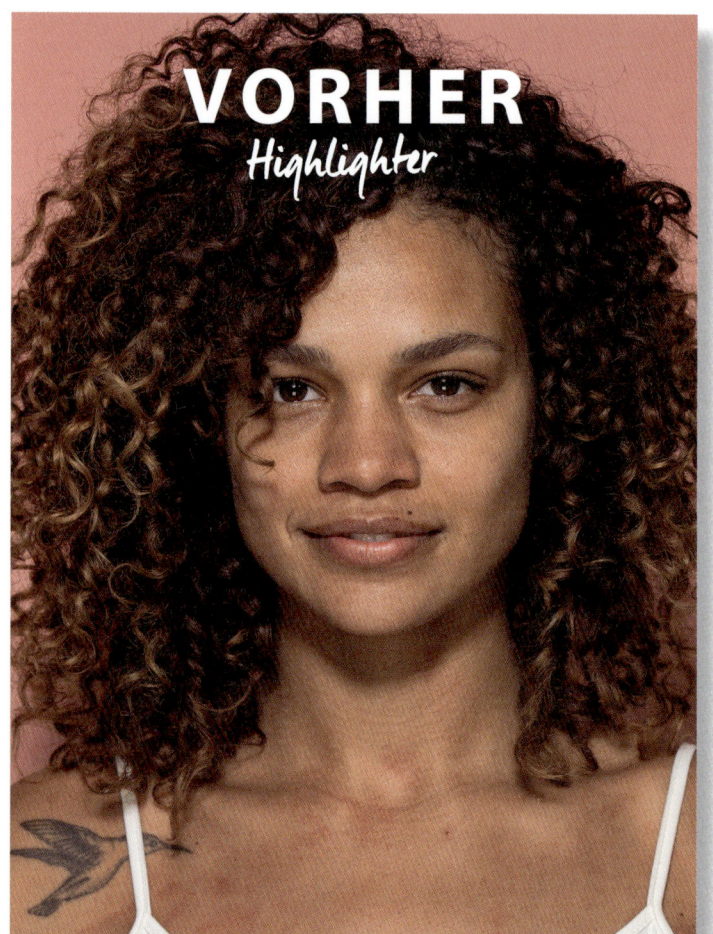

**VORHER**
*Highlighter*

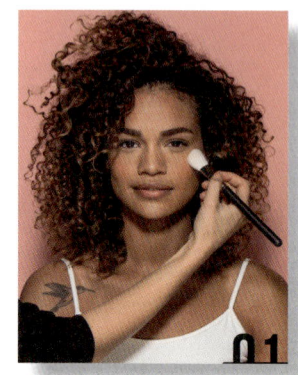

01

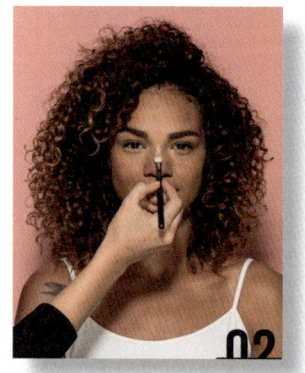

02

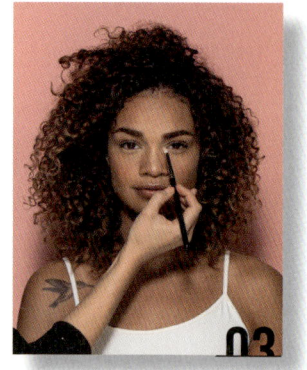

03

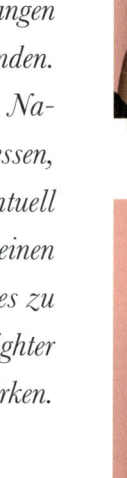

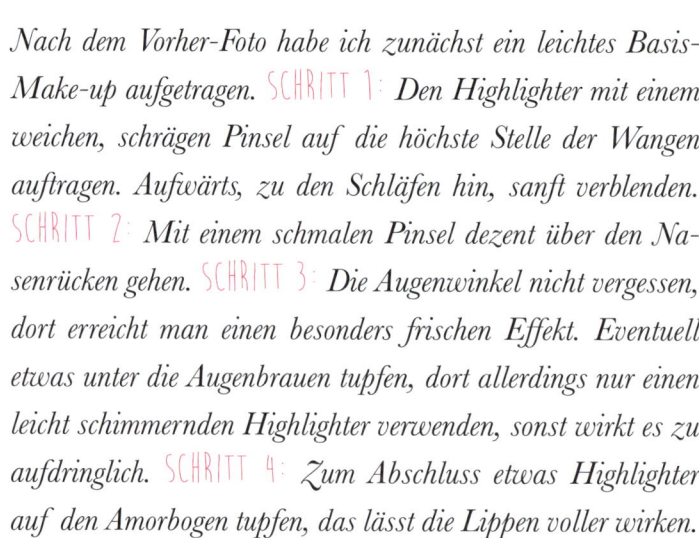

04

Nach dem Vorher-Foto habe ich zunächst ein leichtes Basis-Make-up aufgetragen. SCHRITT 1: Den Highlighter mit einem weichen, schrägen Pinsel auf die höchste Stelle der Wangen auftragen. Aufwärts, zu den Schläfen hin, sanft verblenden. SCHRITT 2: Mit einem schmalen Pinsel dezent über den Nasenrücken gehen. SCHRITT 3: Die Augenwinkel nicht vergessen, dort erreicht man einen besonders frischen Effekt. Eventuell etwas unter die Augenbrauen tupfen, dort allerdings nur einen leicht schimmernden Highlighter verwenden, sonst wirkt es zu aufdringlich. SCHRITT 4: Zum Abschluss etwas Highlighter auf den Amorbogen tupfen, das lässt die Lippen voller wirken.

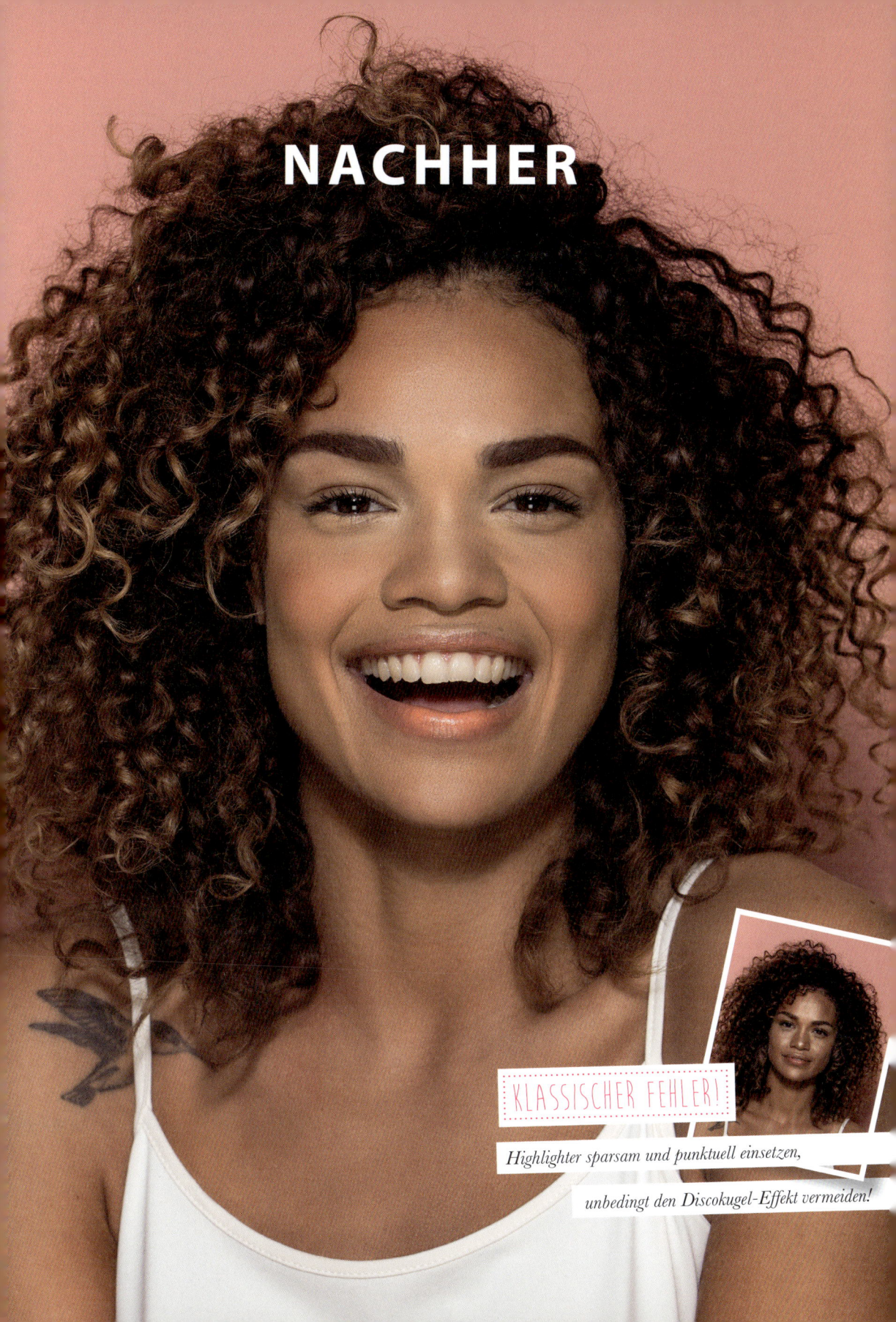

# NACHHER

KLASSISCHER FEHLER!

Highlighter sparsam und punktuell einsetzen,
unbedingt den Discokugel-Effekt vermeiden!

# AUGENBRAUEN

Ich liebe Augenbrauen! Sie spielen eine wichtige Rolle in unserem Gesicht und befinden sich dort nicht ohne Grund! Erstens schützen sie unsere Augen; sie sorgen dafür, dass nichts in unsere Augen läuft, sondern zu den Seiten abfließt. Daher auch die Bogenform. Außerdem sind sie für unsere Mimik von großer Bedeutung. Augenbrauen helfen uns, Menschen wiederzuerkennen, sie sind hierbei sogar wichtiger als die Augen! Wenn die Augen der Spiegel unserer Seele sind, könnte man über die Augenbrauen entsprechend sagen, dass sie der Spiegel unserer Emotionen sind. Wenn wir überrascht sind, gehen sie gleichzeitig hoch, bei Neugier bewegen sie sich asymmetrisch. Sie bestimmen unseren Gesichtsausdruck und ob wir müde, enttäuscht oder überrascht aussehen. Falsch akzentuierte Augenbrauen können einen falschen Eindruck erwecken. Grund genug, um den Augenbrauen Aufmerksamkeit zu schenken!

Wer von Natur aus schöne Augenbrauen hat, sollte sie nicht verändern! Ein bisschen in Form kämmen ist dann genug. Es gibt aber auch störrische Augenbrauen, die in alle Richtungen stehen, das macht einen ungepflegten Eindruck. Zu dunkle Augenbrauen wirken streng. Dünne Augenbrauen, die zu stark gezupft wurden (Stichwort: McDonald's-Augenbrauen), sehen nicht nur ungepflegt aus, sondern lassen uns außerdem älter wirken. Das will natürlich niemand! Augenbrauen können noch viele andere Schönheitsfehler aufweisen: wenn sie zu weit auseinanderstehen, wirkt die Nase breiter; Augenbrauen, die zu dicht beieinanderstehen, machen die Augen kleiner. Daher finden es Visagisten so wichtig, dass die Augenbrauen gepflegt und gut in Form sind. Und die Form sollte zur jeweiligen Frau und insbesondere zu ihrem Gesicht passen.

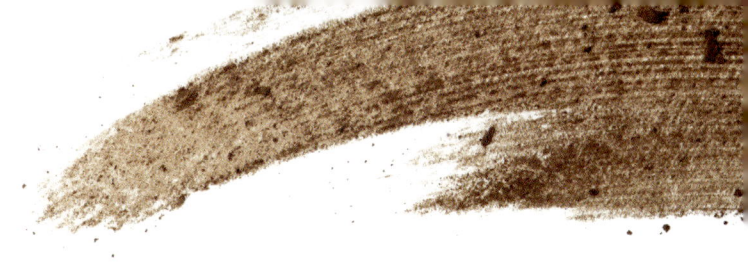

## VOLLE AUGENBRAUEN

Die perfekten Augenbrauen sind nicht zu dünn, nicht zusammengewachsen und hübsch in Form gekämmt. Leider begegne ich immer wieder Frauen, die noch dem Trend vergangener Tage anhängen: sie zupfen ihre Brauen, bis nur noch dünne Striche übrig bleiben. Ich bin so froh, dass dieser Trend inzwischen aus der Mode ist. Heutzutage liegen natürliche, volle Augenbrauen, die so weit es geht ihre ursprüngliche Form haben, im Trend. Genau mein Geschmack! Gerade weil Augenbrauen so ein Hingucker sind, sollte man sich gut darüber im Klaren sein, welche Form am besten zum eigenen Gesicht und vor allem auch zu den Augen passt. Überhaupt sollte man einen Trend nie bedenkenlos übernehmen, schließlich sollte er schon zu einem selbst passen!

## WACHSEN LASSEN

Manche Frauen sind so daran gewöhnt, die Augenbrauen zu epilieren, dass sie sich gar nicht mehr trauen, damit aufzuhören. Einfach mal ausprobieren! Vielleicht sieht es zunächst etwas merkwürdig aus, wenn irgendwo ein einzelnes Härchen auftaucht. Nur etwas Geduld! An Stellen, die über einen längeren Zeitraum epiliert wurden, wachsen manchmal nicht alle Härchen wieder nach. Grundsätzlich wachsen unsere Augenbrauen jedoch 0,16 Zentimeter pro Tag, es dauert also zwischen 55 und 65 Tage, bevor sie alle wieder da sind.

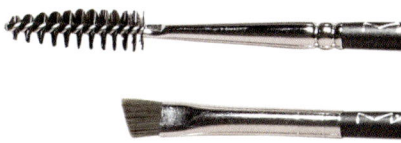

# DEN HAARWUCHS STIMULIEREN

Wenn man die Augenbrauen wachsen lassen möchte, kann man der Natur etwas auf die Sprünge helfen. Mehrmals pro Woche ein sanftes Zuckerpeeling auftragen. Dafür mischt man einen Teelöffel Feinzucker mit einem Teelöffel Honig und ein paar Tropfen Oliven- oder Mandelöl. Die Augenbrauenpartie ist sensibel, daher sanft einmassieren. So wird die Blutzirkulation bei den Haarwurzeln angeregt.

Alternativ kann man vor dem Schlafengehen etwas Kokosöl auf die Härchen reiben. Außerdem bieten verschiedene Hersteller Wachstumsserum an. Eine Art Wunderöl ist Rizinusöl, das aus den Samen des tropischen Wunderbaums (Ricinus communis) gewonnen wird. Es ist auch unter der Bezeichnung Castoröl in Apotheken und Bioläden erhältlich.

Und zu guter Letzt sollte man Walnüsse, Lachs und Avocado auf den Speiseplan setzen, auch sie stimulieren den Haarwuchs.

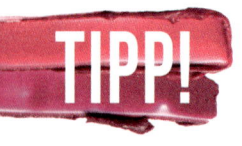

**TIPP!**

SKIZZE *Wenn man vor dem Zupfen mit einem dunklen Kajalstift die gewünschte Form anzeichnet, erwischt man die Härchen, die weg sollen, viel leichter. Aber aufgepasst, lieber zu wenig als zu viel wegnehmen! Anschließend den dunklen Strich einfach abwaschen.*

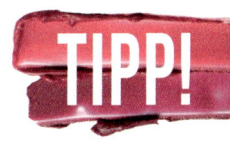

KONTURIEREN *Man kann den Augenbrauen auch mit Concealer eine schönere Kontur verleihen. Mit einem Concealerpinsel ober- und unterhalb der Brauen einen leichten Strich ziehen und mit dem Finger gut verblenden, bis kein Übergang mehr zu sehen ist. Wenn beim Zupfen oder Epilieren keine hundertprozentig um- rissene Kontur erreicht wurde, kann man zum Korrigieren diese Methode einsetzen.*

TAUSEND HÄRCHEN *Nicht gezupfte Augenbrauchen haben durch- schnittlich 250 bis 300 Härchen. Für beide Brauen zusammen kann die Anzahl der Härchen aber auch bis zu 1100 betragen.*

TROCKEN TUPFEN *Bei fettiger Haut sollte man die Augenbrauen hin und wieder mit einem Kosmetiktuch abtupfen, dabei jedoch nicht reiben.*

# KÜRZEN

Ich finde, dass buschige Augenbrauen meistens hübsch und selbst- bewusst aussehen. Wenn die Haare allerdings zu lang werden und anfangen, sich nach unten zu biegen, wird es Zeit, sie zu kürzen! Die Augenbrauen zunächst nach oben kämmen. Die Härchen, die besonders hervorstehen, mit einer kleinen Schere kürzen. Schritt für Schritt vorgehen, damit nicht plötzlich zu viel gekürzt wurde. An- schließend wieder in Form kämmen und kontrollieren, ob die Länge so stimmt. Wenn sie noch zu lang sind, Vorgang so lang wiederho- len, bis die gewünschte Länge erreicht ist.

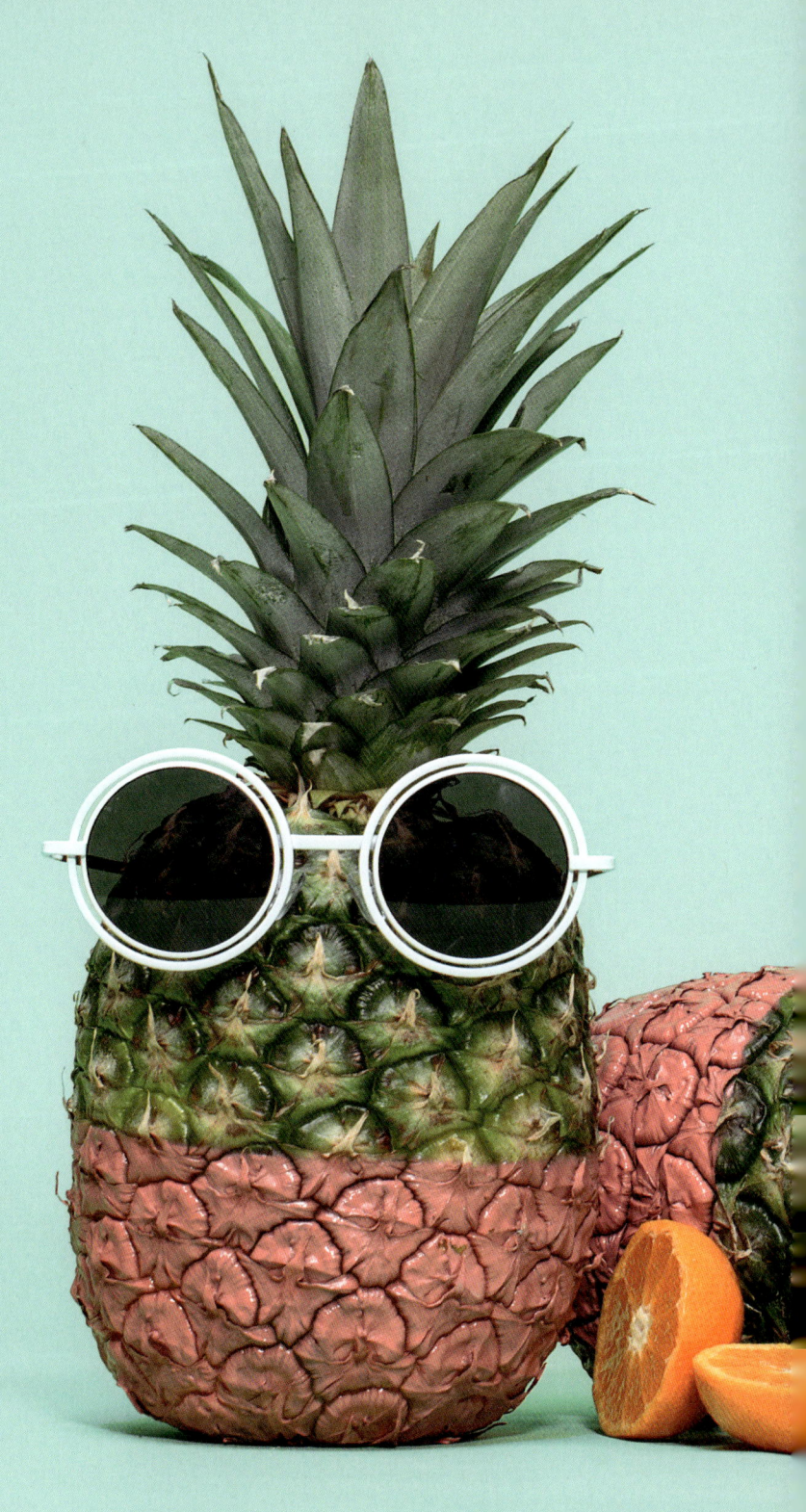

**Augenbrauen** sind das Einzige, was man **ohne Sport** in Form bringen kann!

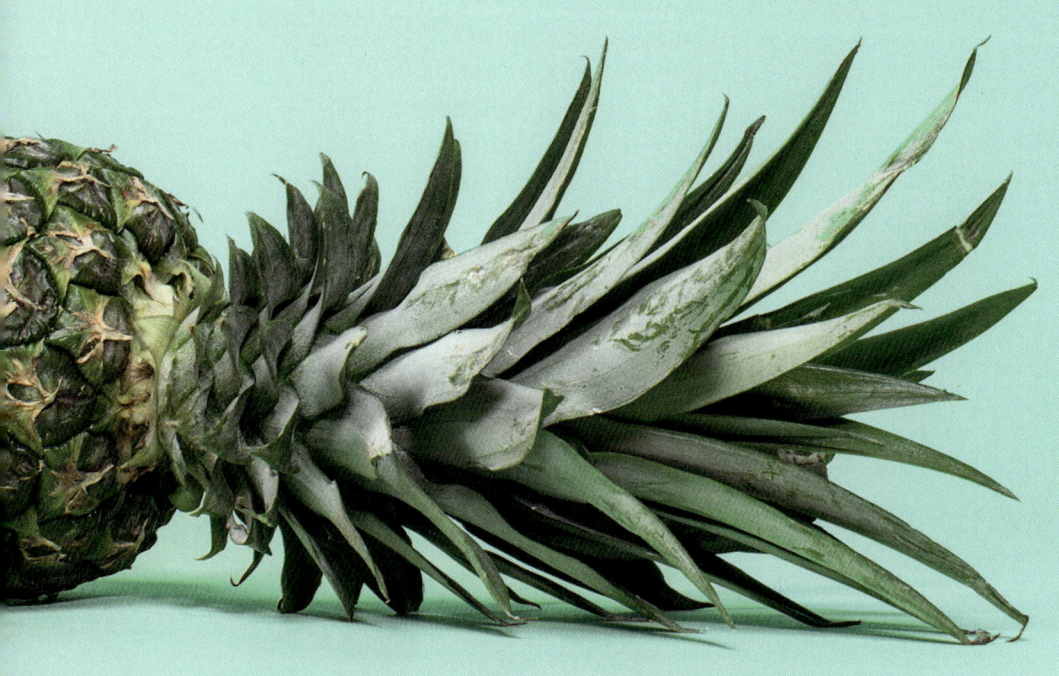

# IN FORM BRINGEN

Beim In-Form-Bringen sollte man unbedingt der natürlichen Form der Augenbrauen folgen. Am höchsten Punkt beginnen und von dort dem natürlichen Schwung folgen. Selbst wenn die Brauen extrem epiliert wurden, lässt sich in der Regel der höchste Punkt ausmachen. Dabei sieht es am schönsten aus, wenn man den Bogen nicht zu hoch macht und nicht allzu sehr verlängert. Es gibt eine Faustregel, die besagt, dass man einen Stift an den Nasenflügel legen sollte, um zu bestimmen, wo die Augenbrauen beginnen sollten. Ich rate hiervon ab. Schließlich ist jede Nase anders. Bei einer breiten Nase würde das heißen, dass die Brauen erst über der Mitte der Augen ansetzen würden! Ich finde es sieht am hübschesten aus, wenn sie ein kleines bisschen vor dem Augeninnenwinkel anfangen. Man sollte sie auch nicht zu lang machen. Bei einem langen und fallenden Linienverlauf bekommt das Gesicht einen traurigen Ausdruck. Die Augenbrauen sollten mindestens bis zum äußeren Augenwinkel reichen, eher noch etwas darüber hinaus. Das hängt natürlich auch davon ab, wie weit die Härchen von Natur aus wachsen. Die Augenbrauen sollten auf jeden Fall etwas schmaler enden. Wenn man sich nicht sicher ist, welche Form am besten zu einem passt, kann es sinnvoll sein, eine Kosmetikerin oder einen Schönheitsspezialisten zurate zu ziehen.

*Die perfekten Augenbrauen setzen etwas vor dem Augeninnenwinkel an und laufen nicht zu weit aus.*

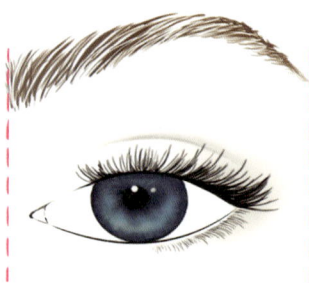

# So korrigiert man die unterschiedlichen Augenbrauenformen:

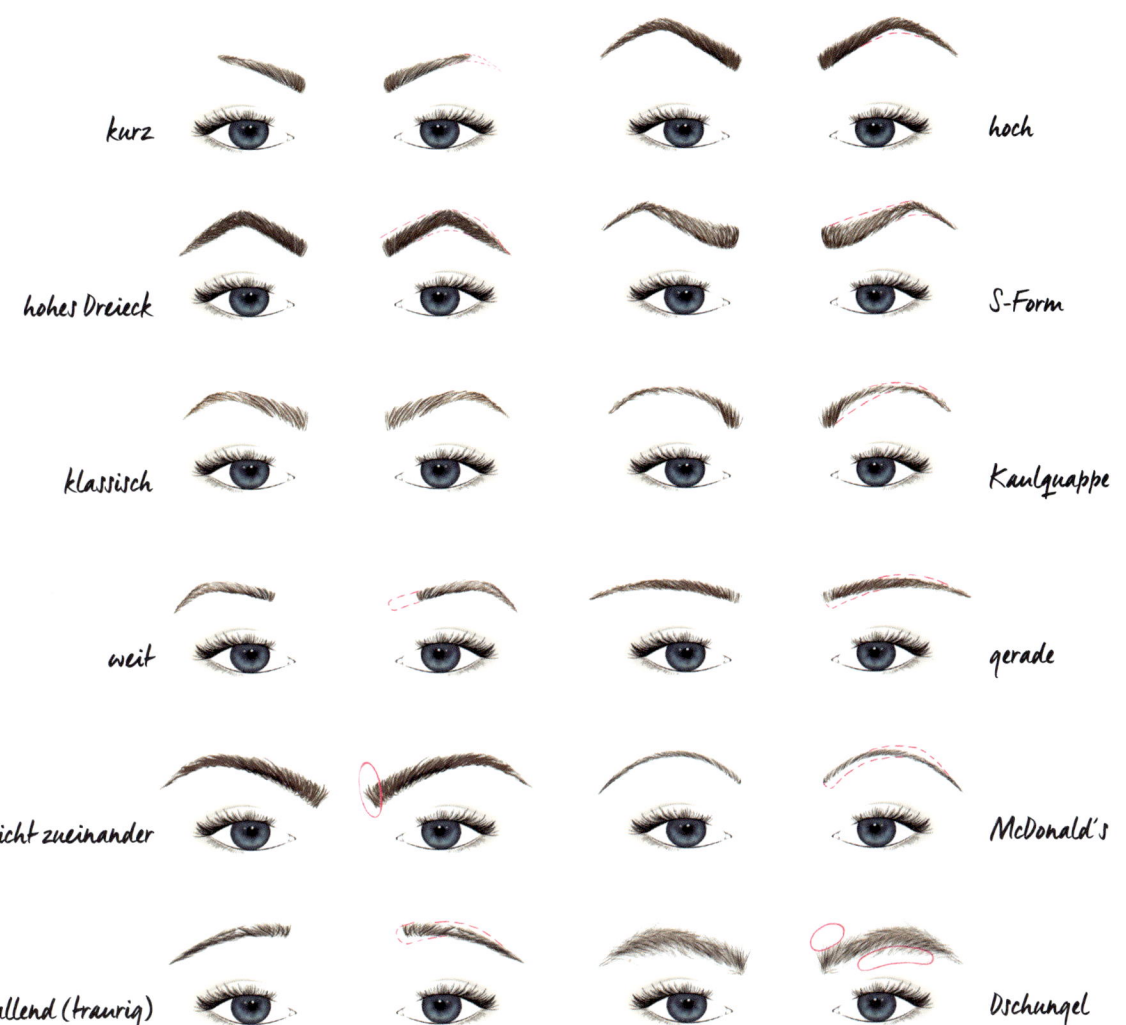

kurz

hohes Dreieck

klassisch

weit

dicht zueinander

fallend (traurig)

hoch

S-Form

Kaulquappe

gerade

McDonald's

Dschungel

# NACHZEICHNEN UND AUFFÜLLEN

Nicht jede Frau hat von Natur aus schöne volle Augenbrauen. Weniger dichte Augenbrauen sehen schöner aus, wenn man sie optisch auffüllt.

Hierfür eignet sich am besten Augenbrauenstift, -gel oder -puder. Da Augenbrauenstift gut haftet, ist er besonders bei fettiger Haut zu empfehlen, er selbst sollte aber matt sein. Es gibt auch Stifte, die ölige Substanzen enthalten, wodurch sie glänzen können. Bei aufgefüllten Augenbrauen dürfen die Härchen glänzen, die eingefärbte Haut darunter jedoch nicht. Für einen möglichst natürlichen Effekt sollte es eher wie ein Schatten wirken. Wenn man den perfekten dünnen und matten Stift gefunden hat, sollte man darauf achten, dass er immer gut angespitzt ist. Mit einer stumpfen Spitze werden die Striche zu dick.

Augenbrauenpuder gibt es häufig in zwei Farben, mit der helleren füllt man die Augenbrauen auf, mit der dunkleren konturiert man die Brauenform. Falls die Farbe noch nicht ganz zu den Brauen passt, kann man sie natürlich auch mischen. In den meisten Fällen ist die richtige Farbe für die Brauen etwas heller, als man denkt. Also gilt auch hier: vor dem Kauf ausprobieren.

Ich verwende am liebsten matten Lidschatten in Aschtönen und einen schmalen, abgeschrägten Pinsel. Er eignet sich gut zum Auffüllen, leicht angefeuchtet lassen sich die kurzen Striche in Wuchsrichtung besonders gut ziehen. Zart beginnen und zur Mitte hin kräftiger werden. Den Brauenansatz nicht zu dunkel machen, sonst wirkt es streng beziehungsweise hart. Aber aufgepasst, auch nicht zu hell zeichnen. Wenn die Striche heller sind als die Härchen, wirkt es schnell grau. Nicht zu viel auffüllen, es soll ja nicht wie ein Stempel aussehen. Auch bei den Schablonen, die man für Augenbrauen kaufen kann, ist Vorsicht geboten, denn auch sie können einen Stempeleffekt bewirken.

Zum Abschluss die Härchen vorne nach oben und dann zur Seite bürsten – jetzt sind die Brauen wieder gepflegt in Form.

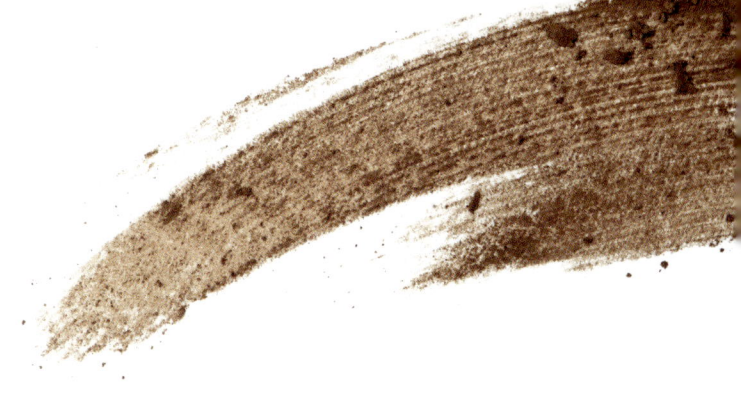

# DIE RICHTIGE FARBE WÄHLEN ..........................

Aufgepasst, nicht einfach die Haarfarbe für die Augenbrauen übernehmen. Getönte oder gefärbte Haare, beispielsweise sehr hell oder schwarz, können uns in die Irre führen. Das Gesamtbild im Auge behalten: den Teint, die natürliche Haarfarbe und die Augenfarbe.

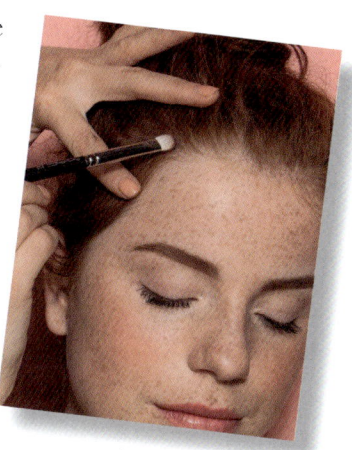

Pigmente bei den Augenbrauen sparsam einsetzen, insbesondere Vorsicht bei warmen Kastanien- beziehungsweise orangeroten Tönen. Egal ob Stift, Puder oder Gel, die Farbe sollte matt sein und einen kühlen Ton haben. Das sind nicht unbedingt helle Farben, sondern Farben mit einem aschigen Unterton. Blonde und rothaarige Frauen sollten zu einer zarten, hellen Farbe greifen. Bei hellem Blond und hellen Brauen ist eine Farbe erlaubt, die ein bis maximal zwei Nuancen dunkler ist als die natürliche Haarfarbe. Der mittlere Hauttyp sollte einen Taupe-Ton wählen. Der dunkle Hauttyp setzt am besten braun oder schwarz ein.

*Wenn man sowieso schon dabei ist, kann man auch etwas Farbe in den Haaransatz oder Scheitel tupfen – das Haar wirkt gleich viel voller.*

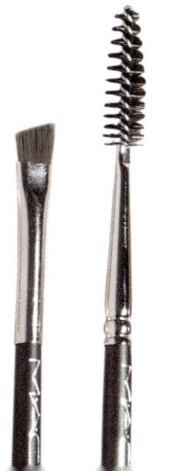

## FIXIEREN

Biegen sich die Härchen nach unten, obwohl sie nicht zu lang sind? Hier schafft man Abhilfe, indem man sie mit Augenbrauen-Gel fixiert. Das Gel gibt es in transparent oder in verschiedenen Augenbrauenfarben. Farbiges Augenbrauen-Gel ist insbesondere dann praktisch, wenn man blond ist und genügend Augenbrauenhärchen hat. Die Brauen damit tuschen, kein weiteres Auffüllen mehr nötig! Zum Fixieren kann man auch etwas Haarlack auf eine Zahnbürste geben und damit die Brauen bürsten. Auch hier erst nach oben und dann sanft seitlich in Wuchsrichtung kämmen.

Nicht zu viel Gel auf einmal anbringen, sonst dauert das Trocknen sehr lang. Und aufgepasst, das Gel nur auf die Härchen aufbringen, sonst ruiniert man sich die aufgestrichelte Verdichtung, es kann zu hässlichen Flecken kommen.

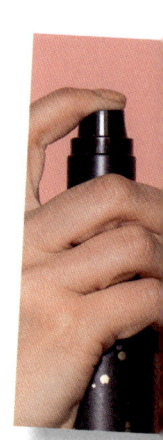

## DIE KUNST DES ZUPFENS

Augenbrauenzupfen ist eine Kunst, und es kann dabei schnell etwas schiefgehen. Daher sollte man die folgenden Faustregeln beachten: Zunächst warme, feuchte Wattepads auf die Augenpartie legen, die Haut wird dadurch weicher, die Poren öffnen sich, so lassen sich die Härchen leichter ausziehen. Die Härchen sollten möglichst dicht bei der Wurzel gepackt werden. Wenn man sie in der Mitte greift, brechen sie ab, dabei kann auch die Haut verletzt werden.

Nicht zu viel wegnehmen. Beim kleinsten Zweifel nicht ausziehen! Lieber nicht mit einem Vergrößerungsspiegel arbeiten, man verliert so leicht das Gesamtbild aus dem Blick und nimmt eventuell zu viele Härchen weg.

Nie am oberen Brauenrand zupfen oder epilieren, diese Härchen bestimmen die natürliche Form der Brauen. Einzelne, solitär stehende Härchen dürfen natürlich vorsichtig entfernt werden.

Die Haut beim Zupfen mit den Fingern etwas zur Seite spannen. Die Härchen immer einzeln und in Wuchsrichtung ausziehen, nie mehrere gleichzeitig.

Zupfen in Wuchsrichtung tut weniger weh.
Ab und zu einen Schritt zurücktreten und das Gesamtbild betrachten, denn man kann hier nichts ungeschehen machen.

Also keinesfalls das Kinn hochziehen und draufloszupfen. Auf diese Weise zieht man nämlich die feinen Härchen, die am dichtesten auf der Haut liegen, aus und bekommt eine „obenauf" liegende Braue mit darunter kahlen Stellen. Gerade in den Spiegel sehen und nur solitär stehende Härchen und dunkle Haare über der Nasenwurzel entfernen. So behalten die Brauen ihr Volumen. Übrigens, eine gute Pinzette lohnt sich, also unbedingt in ein hochwertiges Modell investieren.

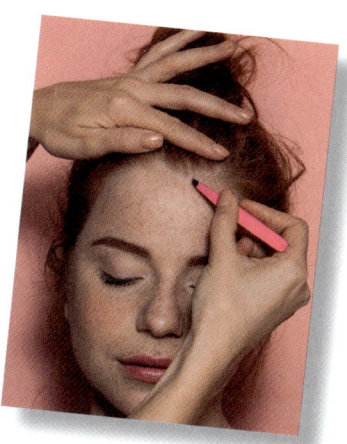

*Die kleinen Härchen am Haaransatz sehen süß aus, können manchmal aber auch einfach im Weg sein oder die Frisur negativ beeinflussen. Natürlich kann man auch den Haaransatz dezent modellieren, indem man einzelne Haare entfernt.*

# FADENTECHNIK, WACHSEN ODER RASIEREN

Statt Zupfen oder Epilieren kann man die Härchen auch mit der Fadentechnik entfernen lassen. Der Vorteil hierbei ist, dass wirklich restlos alle überflüssigen Haare entfernt werden, der Nachteil ist jedoch, dass es rasend schnell geht und die Gefahr besteht, dass so zu viel entfernt wird. Zusätzlich wird die Haut dabei extrem glatt, das ist nicht jedermanns Sache. Ich mag es zum Beispiel nicht so gern, weil die Foundation dann weniger gut hält. Außerdem sieht es unnatürlich aus, wenn die Haut bei den Brauen ultraglatt ist, während das übrige Gesicht feinen Flaum aufweist.

Beim Wachsen wird die Haut sogar noch glatter, außerdem greift es die Haut an. Ich bin keine Befürworterin dieser Methode, da die Haut in diesem Bereich besonders sensibel ist und zu Fältchen neigt. Hier ist also extra sanfte Pflege gefragt.

Auch Rasieren ist alles andere als ideal, denn Stoppeln sehen ungepflegt aus, außerdem kann schnell etwas schiefgehen: Tschüss Augenbraue! Trotzdem kann es hübsch aussehen, wenn man die Brauen mit einem speziellen Rasierkamm etwas schärfer konturiert, man sollte das aber einem Profi überlassen.

## UNTERSCHIEDLICHE GESICHTSFORMEN

Beim Modellieren der Brauen immer die Gesichtsform berücksichtigen. Je eckiger das Gesicht, desto sanfter sollten die Brauen ausfallen, bei einer runden Gesichtsform sollten sie eher breit sein und dürfen ruhig eine etwas markantere Form haben. Auch ein schmales Gesicht profitiert von breiteren Augenbrauen, sie sollten jedoch nicht nach oben gehen. Zu einem herzförmigen Gesicht passt ein weicher, definierter Schwung. Das ovale Gesicht kommt am häufigsten vor und sieht mit klassischen Augenbrauen einfach am besten aus. Hierbei jedoch immer die natürliche Form der Brauen beachten und einschätzen, was einem selbst am besten steht. Nicht nur die Gesichtsform ist wichtig, sondern auch die Form der Augen. Die Augenbrauen sind schließlich der Rahmen für unsere Augen.

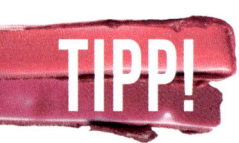

**TIPP!**

PUDER ENTFERNEN *Beim Abpudern des Gesichts bleibt manchmal etwas Puder in den Brauen hängen, wodurch sie grau und fahl wirken. Zum Korrigieren mit einem farbigen Augenbrauen-Gel darübergehen.*

FARBEN *Sind die Augenbrauen so hell, dass man sie kaum sieht? Häufig sieht es dann hübsch aus, wenn man sie in einem hellbraunen kühlen Ton färben lässt. Eventuelle Lücken kann man mit einem passenden Augenbrauenpuder auffüllen.*

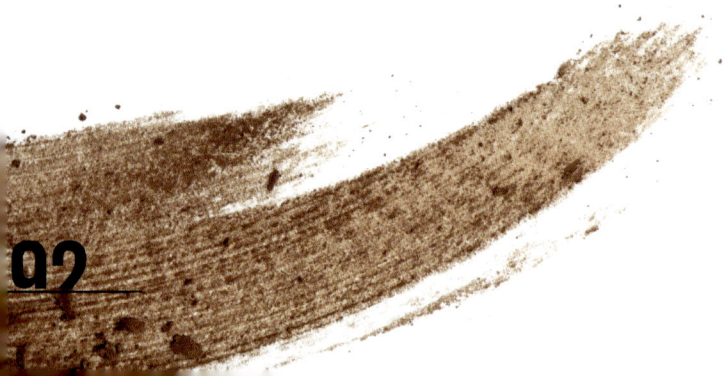

# SYMMETRISCHE AUGENBRAUEN?

Es ist eine Illusion zu glauben, unsere Augenbrauen seien genau gleich. In den seltensten Fällen ist das so, meistens sind sie asymmetrisch. Sie sind eher Schwestern als Zwillinge, sie dürfen sich unterscheiden. Dennoch sieht es hübsch aus, wenn sie in etwa gleich aussehen; kleine Abweichungen lassen sich beim In -Form-Bringen korrigieren. Die Symmetriefrage aber nicht zu hoch hängen, schließlich ist auch unser Gesicht asymmetrisch, daher können 100 Prozent identische Brauen sogar auffallen.

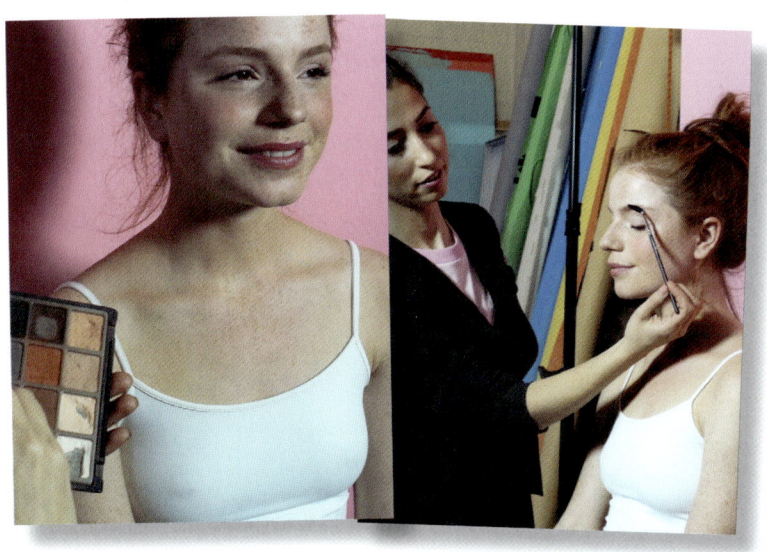

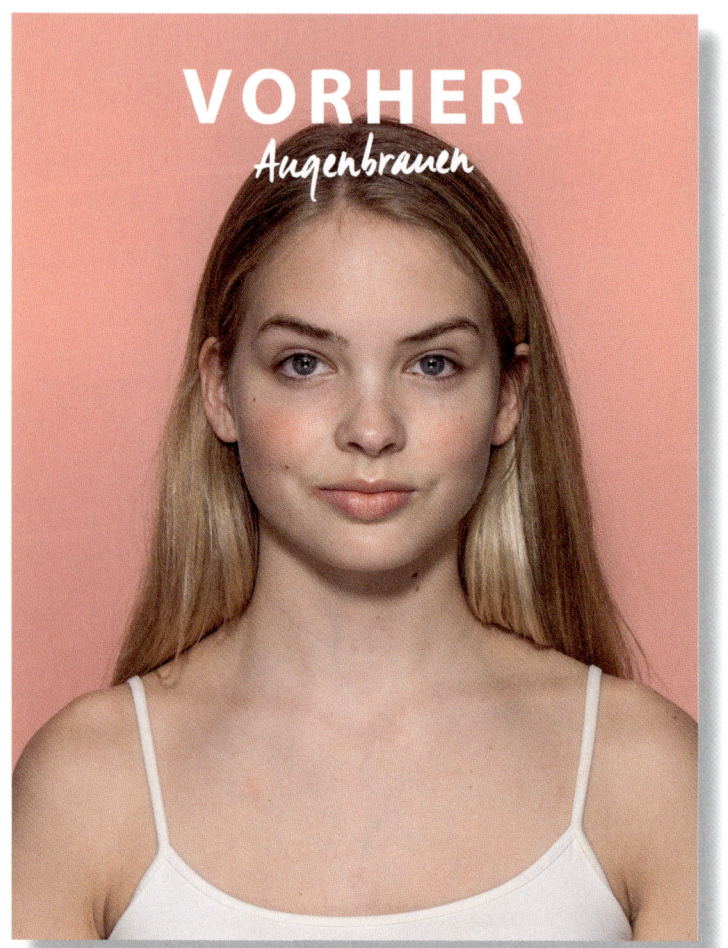

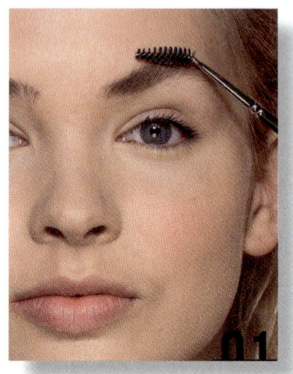

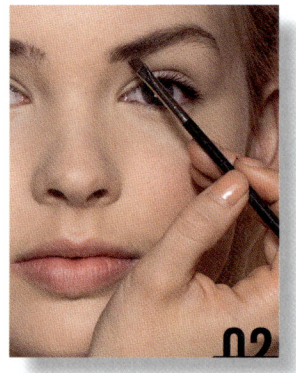

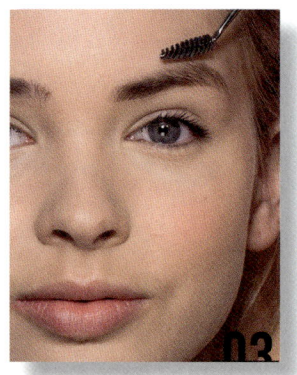

# VORHER
*Augenbrauen*

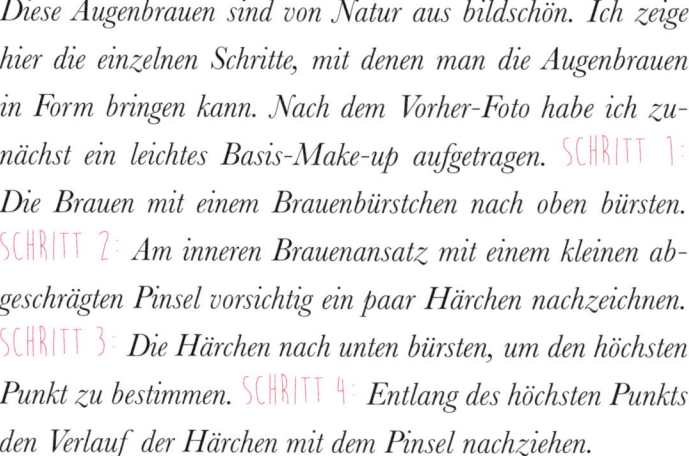

Diese Augenbrauen sind von Natur aus bildschön. Ich zeige hier die einzelnen Schritte, mit denen man die Augenbrauen in Form bringen kann. Nach dem Vorher-Foto habe ich zunächst ein leichtes Basis-Make-up aufgetragen. SCHRITT 1: Die Brauen mit einem Brauenbürstchen nach oben bürsten. SCHRITT 2: Am inneren Brauenansatz mit einem kleinen abgeschrägten Pinsel vorsichtig ein paar Härchen nachzeichnen. SCHRITT 3: Die Härchen nach unten bürsten, um den höchsten Punkt zu bestimmen. SCHRITT 4: Entlang des höchsten Punkts den Verlauf der Härchen mit dem Pinsel nachziehen.

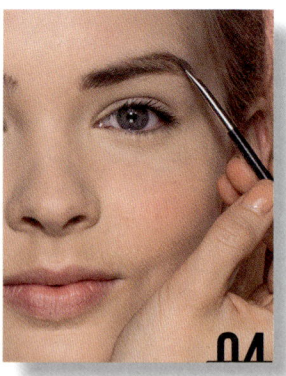

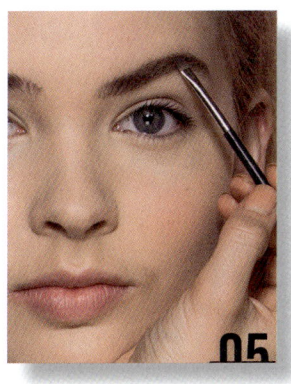

05

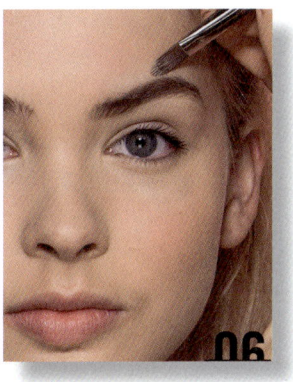

06

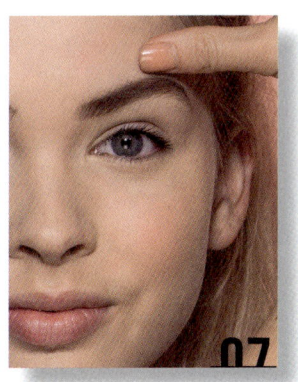

07

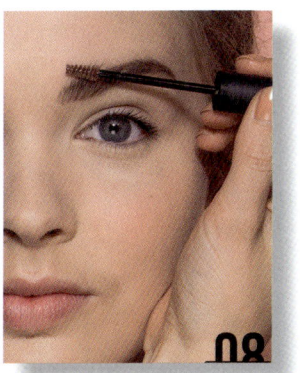

08

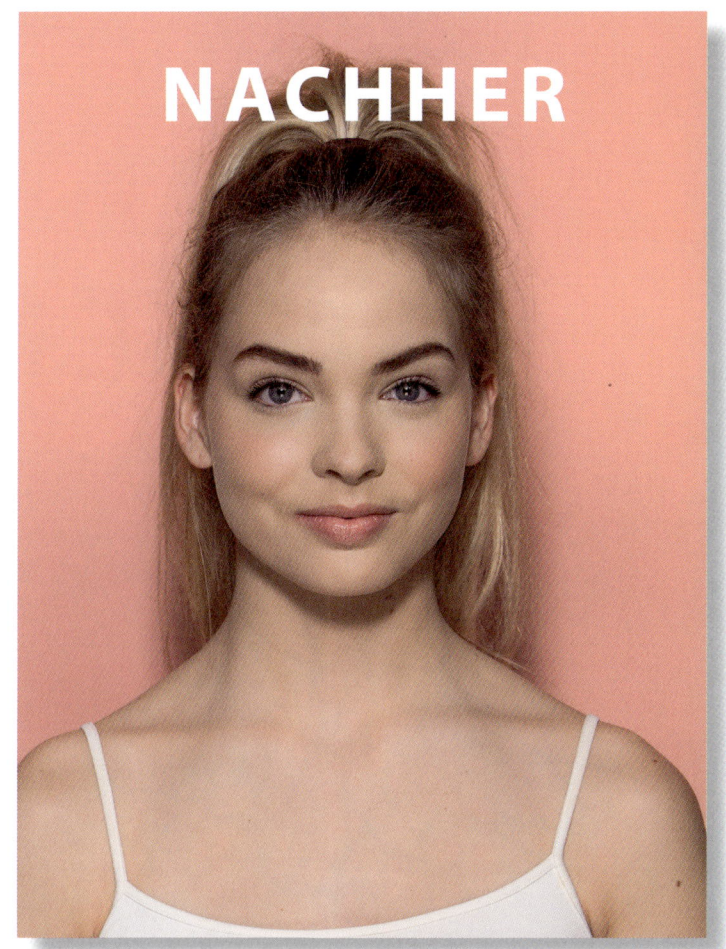

# NACHHER

SCHRITT 5: *Die Braue nun auffüllen.* SCHRITT 6: *Die Här-chen wieder nach oben kämmen. Um die Kontur zu schärfen, den Rand eventuell mit Concealer definieren.* SCHRITT 7: *Den Concealer gut mit dem Finger verblenden.* SCHRITT 8: *Abschließend die Härchen mit etwas Augenbrauen-Gel in Form bringen, sie sind dann auch gleich fixiert.*

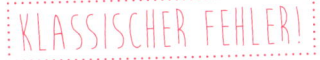

## KLASSISCHER FEHLER!

*Bloß keinen Stempel im Gesicht! Die Augenbrauen*

*also nicht zu dick und auch nicht zu dunkel machen!*

# AUGEN

......................................

Die Augen sind der Spiegel der Seele. Alles an uns ist einmalig, aber die Augen sind mit Abstand am wichtigsten. Zusammen mit den Augenbrauen geben sie unserem Gesicht Ausdruck. Jeder Mensch hat eine individuelle Augenform und -farbe. Es gibt große und kleine Augen, eng stehende oder weit auseinander stehende Augen, mit oder ohne hängende Augenwinkel. Das macht es so interessant. Und weil die Augen so besonders sind, sollten sie auch im Mittelpunkt der Aufmerksamkeit stehen. Zum Glück gibt es Make-up, denn mit dem richtigen Make-up kann man die Augen besonders betonen. Ein falsches Make-up kann jedoch auch einen gegenteiligen Effekt haben! Wenn man zum Beispiel Rottöne für die Augenpartie verwendet, sieht man schnell müde oder erschöpft aus. Ein zu weit nach unten gezogener Lidstrich bewirkt, dass man traurig aussieht. Und fahle Farben lenken die Aufmerksamkeit auf den Lidschatten statt auf die Augen. Schade!

Es gibt diverse Methoden, um die Augen zu schminken. Die am häufigsten eingesetzten sind auch die schönsten:

1. Das strahlende Augen Make-up
2. Smokey Eyes
3. Lidstrich

Alle drei sind super, auch wenn sie sich für verschiedene Gelegenheiten eignen. Nun heißt es: gewusst wie!

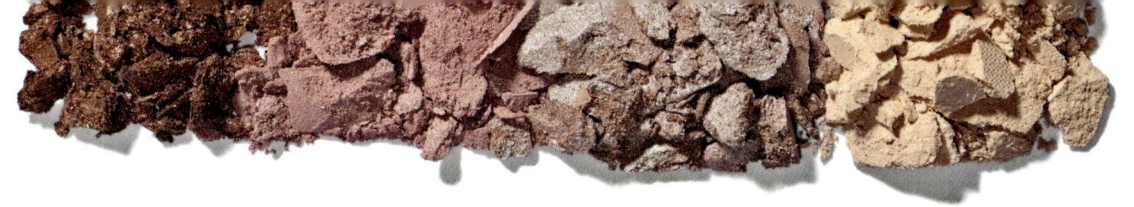

# IMMER DER REIHE NACH

Manche Frauen fangen mit dem Augen-Make-up an, weil sie befürchten, sonst ihre Foundation zu ruinieren. Ich bin keine große Befürworterin dieser Methode. Ich fange lieber mit der Grundierung an. So schafft man sich zum Arbeiten eine schöne, ebenmäßige Unterlage und kann viel besser beurteilen, wie das Augen-Make-up wirkt. Man hat den Gesamteindruck besser im Blick. Um zu verhindern, dass die Foundation etwas abbekommt, legt man ein Kosmetiktuch oder Wattebäuschchen unter das Auge, das man gerade schminkt. Man kann auch ein wenig transparenten Puder aufbringen, den kann man nach dem Schminken vorsichtig einfach wieder wegwischen.

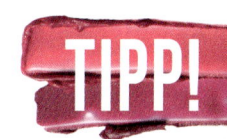

**TIPP!**

**RICHTUNG BRAUEN** *Der Lidstrich sieht meistens am schönsten aus, wenn er vom äußeren Augenwinkel bis zum (natürlichen) Ende der Augenbrauen verläuft.*

**WEITSICHTIG** *Wer weitsichtig ist und eine Brille trägt, hat bestimmt schon bemerkt, dass die Gläser vergrößern, daher wirkt auch das Augen-Make-up schwerer.*

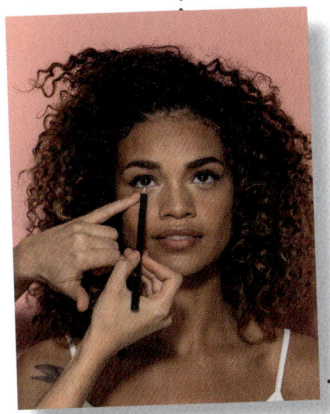

**FÜR DEN NOTFALL** *Wenn die Augen gerötet sind, zum Beispiel weil man schlecht geschlafen hat, wirkt ein hautfarbener Kajal Wunder. Einen Strich auf der unteren Wasserlinie ziehen, und schon wirkt man viel frischer und wacher. Man sollte ihn also unbedingt zur Hand haben, den hautfarbenen Kajal.*

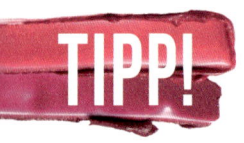
**TIPP!**

## Wo genau trägt man Lidschatten auf?
## Einige Faustregeln für die verschiedenen Augenformen:

**Mandelförmig** – die Mitte hell lassen und dezent zum Lidbogen hin arbeiten.

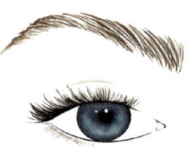 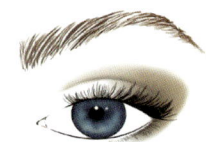

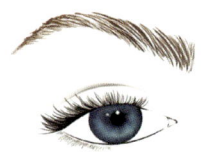 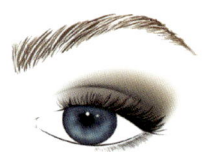

**Hängendes Augenlid** – für einen nach oben gerichteten Effekt nach oben zur Lidfalte arbeiten.

**Eng stehende Augen** – die inneren Augenwinkel hell lassen, die äußeren umso mehr betonen.

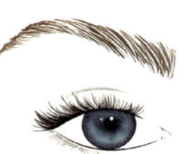 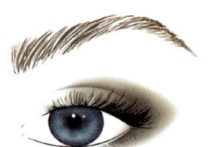

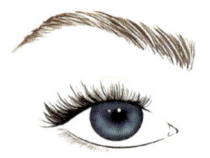 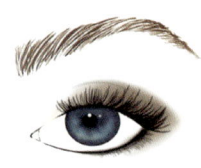

**Runde Augen** – den Lidschatten auch auf der Mitte des Augenlids auftragen, gut zur Seite hin ausschattieren.

**Schlupflid** – hier gilt es Tiefe zu simulieren. Am Wimpernrand ansetzen, das bewegliche Augenlid und die Lidfalte bis in den Lidbogen betonen.

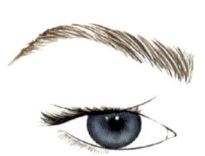 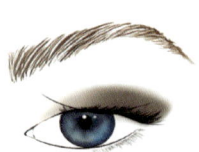

# STRAHLENDES AUGEN-MAKE-UP

Diese Make-up finde ich toll für tagsüber, es eignet sich aber genauso gut für abends. Dieses dezente Make-up verleiht einen frischen, wachen Blick und lässt die Augen strahlen.

1. Als Erstes der Lidstrich. Ich verwende am liebsten einen schwarzen Gel-Eyeliner im Tiegel, der mit einem flachen, abgeschrägten Pinsel aufgetragen wird. Kajal geht natürlich auch, ist aber fettiger und verläuft schneller. Der Lidstrich sollte so dicht wie möglich am Wimpernrand gezogen werden, so wirken die Wimpern voller. Die Linie muss nicht exakt sein, wichtiger ist, dass sie dicht am Wimpernrand verläuft und nicht zu dick ist.

2. Der Lidstrich wird dezenter, indem man anschließend sanft verblendet: mit einen flachen Pinselchen kurze zarte Wischbewegungen nach unten machen.

3. Der Lidstrich wird abgemildert, indem man ihn mit einem dunkelbraunen matten Lidschatten verblendet. Hierfür nimmt man ein weiches Pinselchen. Nicht zu weit nach oben verblenden, das Lid sollte frei bleiben.

4. Besonders strahlend wird es, wenn man etwas hellen Lidschatten in der Lidfalte aufträgt, man kann auch Highlighter verwenden, der hat einen besonders schönen Schimmer. Wenn man es etwas dezenter halten möchte, nimmt man matten Lidschatten.

5. Die sexy Ausstrahlung wird verstärkt, indem man Tiefe simuliert. Hierfür mit einem weichen Pinsel etwas Bronzer oder taupefarbenen Lidschatten in der Lidfalte und auf dem Lidbogen auftragen. Sanft nach oben verblenden. Nicht zu weit über den Lidbogen gehen. Selbstbeherrschung heißt das Zauberwort. Es soll schließlich dezent und frisch wirken!

6. Zum Abschluss in etwa zwei bis drei Durchgängen Wimperntusche aufgetragen, am besten in Schwarz.

OPTISCHES LIFTING *Ein Lidstrich, der an den äußeren Augenwinkel leicht nach oben geht, hat einen optisch anhebenden Effekt. Er sollte nie unterhalb des äußeren Augenwinkels liegen, weil man sonst traurig wirkt. Man sollte generell beim Augen-Make-up dezent nach oben arbeiten, das optische Lifting lässt einen frischer und wacher aussehen.*

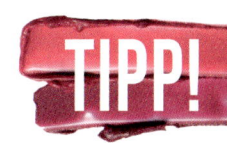
TIPP!

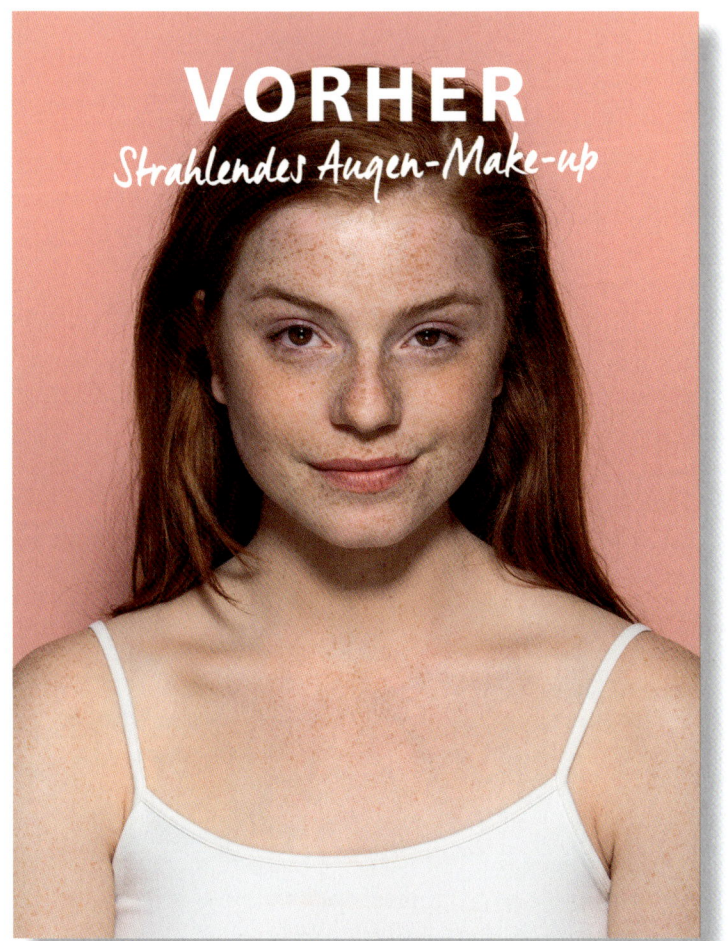

# VORHER
*Strahlendes Augen-Make-up*

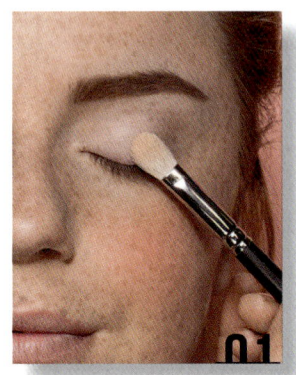
01

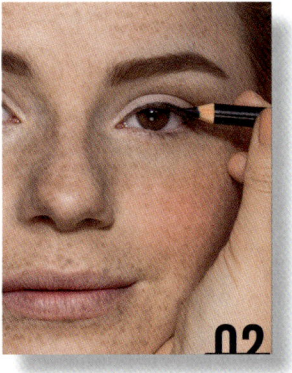
02

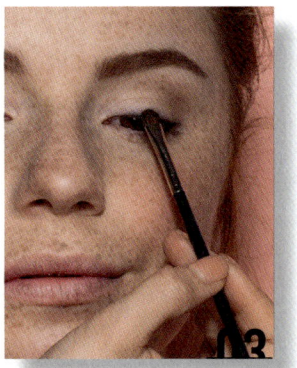
03

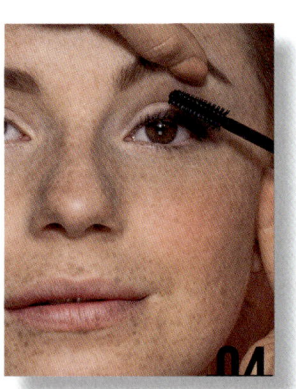
04

*Nach dem Vorher-Foto habe ich zunächst ein leichtes Basis-Make-up aufgetragen.* SCHRITT 1: *Etwas Lidschatten auf dem gesamten Augenlid auftragen. Am besten eine Nuance heller als der Teint wählen, das wirkt besonders frisch.* SCHRITT 2: *Mit Kajal oder einem Pinselchen einen Lidstrich dicht am oberen Wimpernrand ziehen. Er muss nicht perfekt sein, er wird noch verblendet.* SCHRITT 3: *Mit einem flachen Pinsel dezent nach unten und mit braunem Lidschatten verblenden.* SCHRITT 4: *Zum Abschluss natürlich die Wimpern tuschen!*

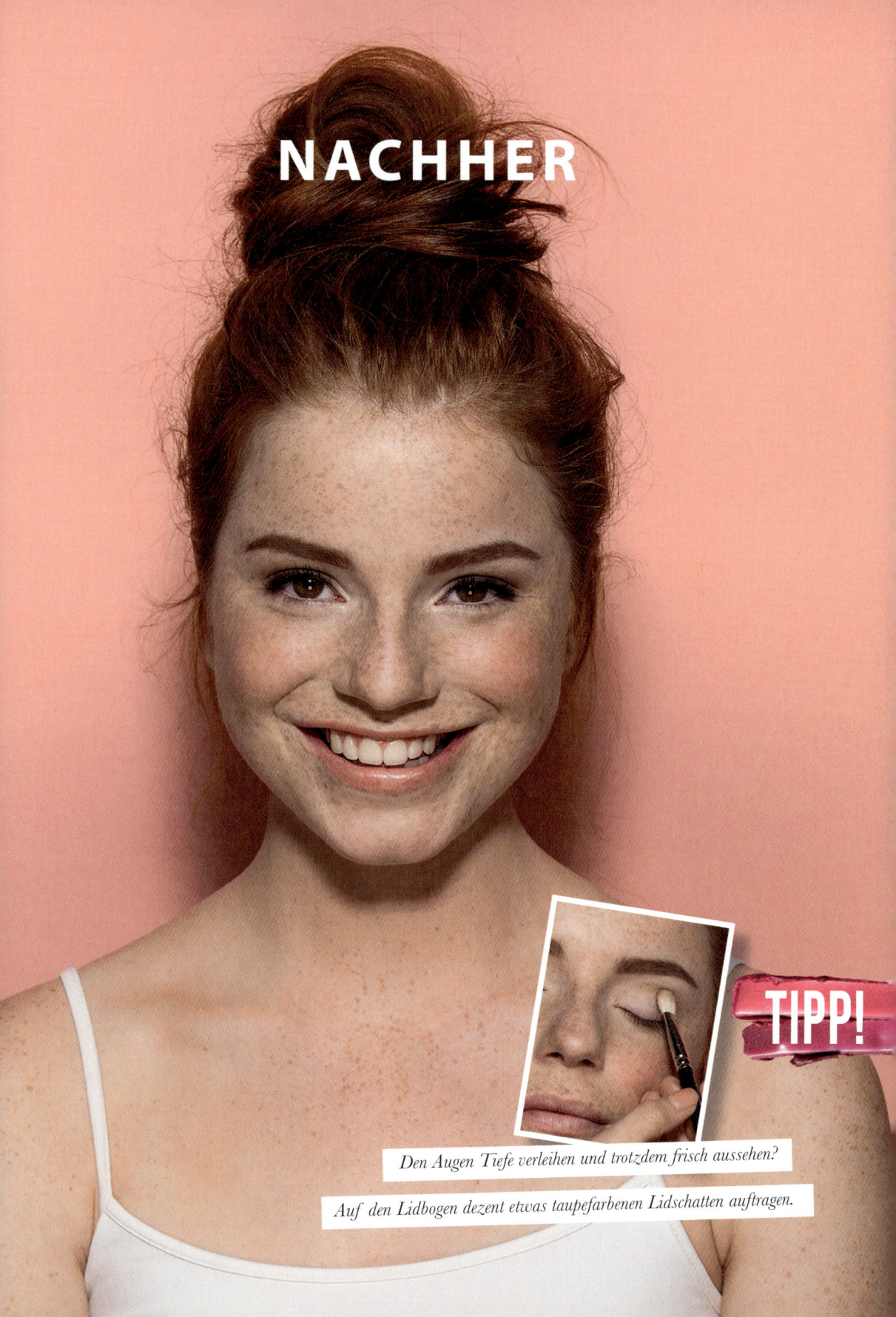

# NACHHER

**TIPP!**

Den Augen Tiefe verleihen und trotzdem frisch aussehen?

Auf den Lidbogen dezent etwas taupefarbenen Lidschatten auftragen.

# SMOKEY EYES

Für mich sind Smokey Eyes so ein richtiges Make-up für abends. Ich würde sie nie für tagsüber empfehlen. Es gibt mittlerweile viele verschiedene Varianten der Smokey Eyes, von dezent bis richtig wild und in verschiedenen Farbtönen. Welche Variante man wählt, hängt von der eigenen Stimmungslage und der Gelegenheit ab. Was darf es denn sein: sophisticated oder glamourös? Wichtig ist, dass man sich selbst damit wohlfühlt, denn nur dann wirken die verruchten Augen. Einige Richtlinien sollte man im Hinterkopf haben, sonst schießt man leicht über das Ziel hinaus.

So geht's:

1. Als Erstes Kajal auftragen, die fettige Konsistenz ist jetzt genau richtig, den es soll viel Pigment verblendet werden. Er darf also ruhig dick aufgetragen werden. Eine dicke Linie am Wimpernrand entlang nach außen ziehen, am äußeren Augenwinkel nach oben gehen und bis in den Lidbogen ziehen. Den äußeren Augenwinkel richtig dunkel machen und von dort aus dezent am unteren Wimpernrand entlanggehen. So wird das Auge hübsch umrahmt.

2. Den Kajal nun mit einem flachen, weichen Pinsel mit langsamen nach unten gerichteten Strichen verblenden. Aus dem Augenwinkel vorsichtig in die Lidfalte und den Lidbogen verblenden. Schrittweise vorgehen. Man kann es so dunkel machen, wie man will, indem man noch mehr Kajal aufträgt und verblendet. Der Lidbogen sollte nach außen hin dunkler sein. Auf dem Lidbogen und am Wimpernrand sollte es am dunkelsten sein, von dort ausgehend in die Mitte und nach außen verblenden, sodass der rauchige Effekt entsteht. Das Augenlid sollte zunächst noch frei bleiben.

3. Jetzt wird mit einem matten Puder fixiert, zum Beispiel mit einem matten Lidschatten. Ich verwende am liebsten einen dunklen Braunton. Man kann aber auch eine andere Farbe nehmen, zum Beispiel Dunkelblau, Grün, Dunkelviolett oder Grau.

4. Auf das Augenlid kommt ein hellerer Lidschatten. Das macht das Ganze etwas dezenter, bewirkt aber gleichzeitig einen dreidimensionalen Effekt. Natürlich darf man das Auge auch komplett dunkel machen, man sollte jedoch bedenken, dass es abends, im Dunklen, wie eine einzige dunkle Fläche wirkt. Mit Licht sieht man einen dunklen Violetton noch, im Dunkeln nicht mehr.

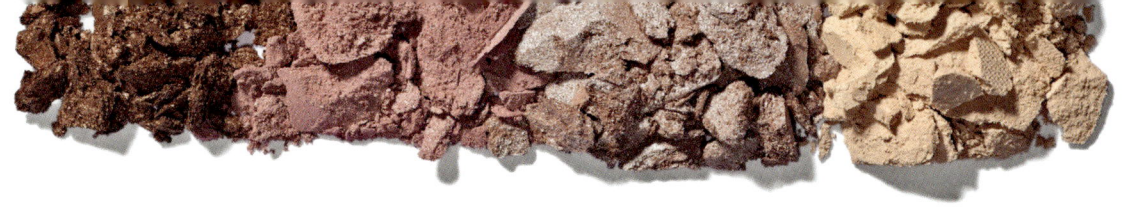

Wenn man einen schimmernden Lidschatten einsetzen möchte, sollte man diesen tupfend mit dem Finger oder mit einem kräftigen Pinselchen auftragen. Er sollte nämlich nicht auf den Kajal kommen, denn Schimmer auf Schwarz wird stumpf.

5. Ab dort, wo das Smokey Eye aufhört, mit einem matten Lidschatten in einem hellen Farbton nach oben Richtung Braue blenden. Eventuell stattdessen Concealer nehmen. Eine Farbnuance heller als der Teint sieht am besten aus. Nicht zu helle Farben oder zu viel Schimmer verwenden, es wirkt sonst schnell clownesk.

6. Eventuell am äußeren Augenwinkel etwas dezenten Highlighter auftupfen, das frischt das Ganze etwas auf. Hierfür eignet sich übrigens auch ein heller gold- oder champagnerfarbener Lidschatten.

7. Die Wasserlinie (den inneren Wimpernrand) mit einem schwarzen oder hautfarbenen Kajal nachziehen. Auf keinen Fall weiß verwenden! Weiß wirkt künstlich und fällt auf. Ich persönlich finde hier den hautfarbenen Kajal am schönsten. Schwarz ist sexy, macht die Augen aber auch kleiner.

8. Der krönende Abschluss: Wimperntusche. Für Smokey Eyes darf ruhig drei- bis viermal getuscht werden. Auch die unteren Wimpern tuschen. Allerdings nicht zu lang, sondern insbesondere den Wimpernansatz schön schwarz machen.

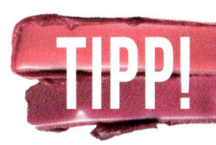

**TIPP!**

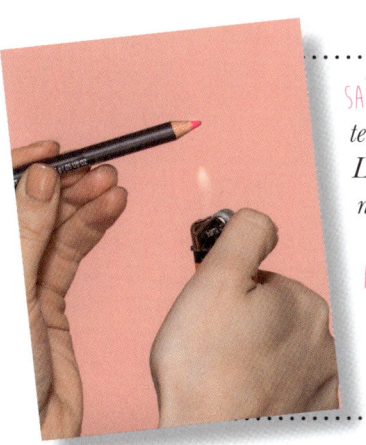

SANFTE LIPPEN *Smokey Eyes wirken am schönsten mit sanften, zurückhaltend geschminkten Lippen. Ich finde hellrosa, pfirsichfarben oder nude am schönsten.*

ANWÄRMEN *Sehr praktisch: den Kajal etwas anwärmen, zum Beispiel mit einem Feuerzeug. Er ist dann weicher und lässt sich so leichter verblenden.*

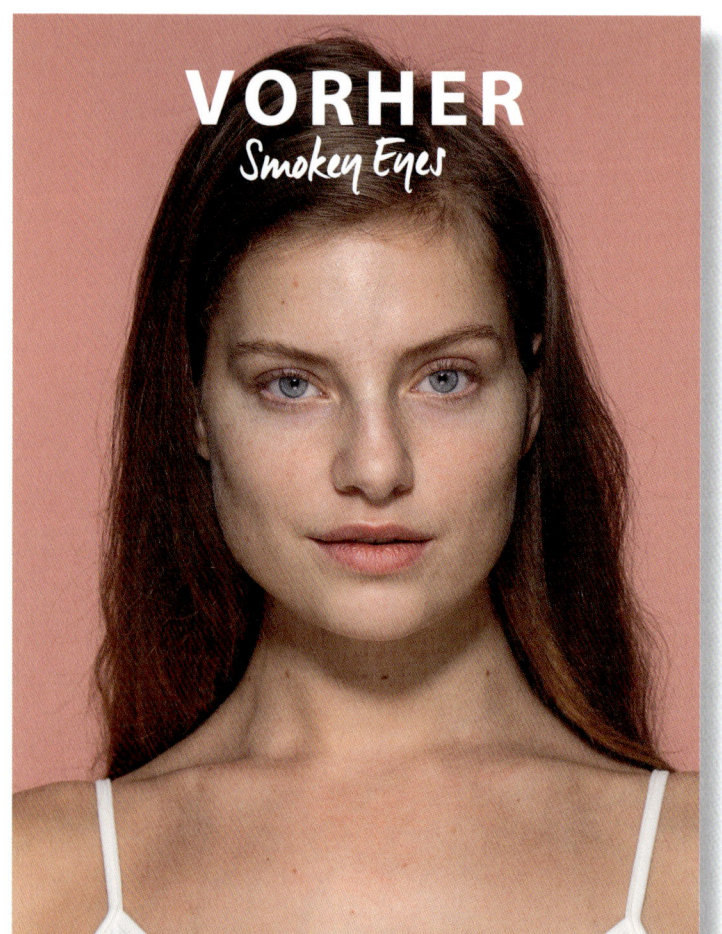

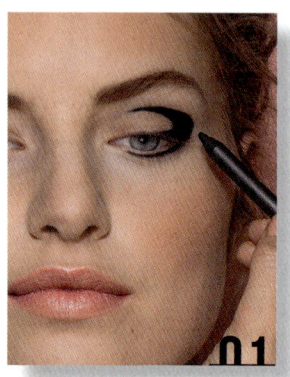

01

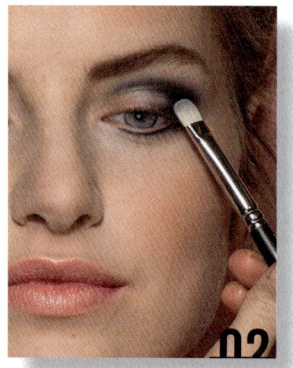

02

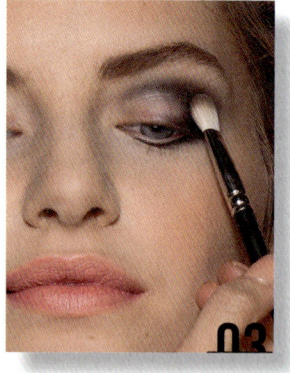

03

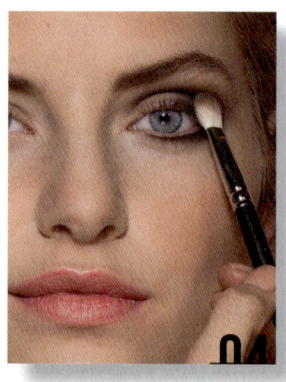

04

*Nach dem Vorher-Foto habe ich zunächst ein leichtes Basis-Make-up aufgetragen.* SCHRITT 1: *Mit einem schwarzen Kajal eine Linie um das Auge ziehen, auch nach oben in den Lid-bogen ziehen.* SCHRITT 2: *Den Kajal im Lidbogen mit einem flachen Pinsel gut verblenden. Nicht zu hoch gehen.* SCHRITT 3: *Jetzt kommt Farbe ins Spiel. Ich verwende hier einen matten, dunkelbraunen Lidschatten. So wird auch der Kajal fixiert, der wegen seiner fettigen Konsistenz sonst leicht verlaufen würde. Das Augenlid in der Mitte noch frei halten.* SCHRITT 4: *Ich mache das Ganze noch etwas weicher, indem ich den Lidbogen*

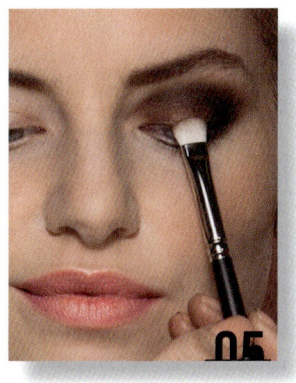

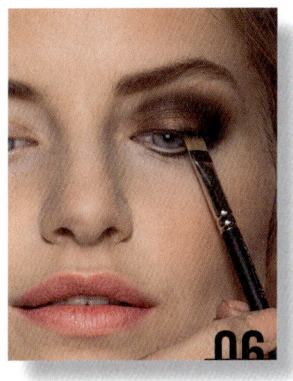

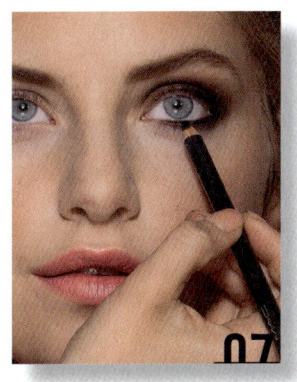

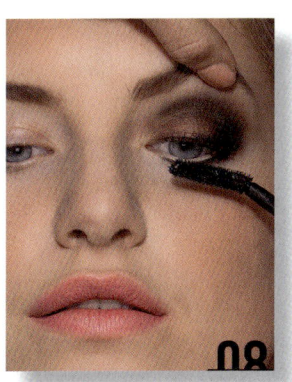

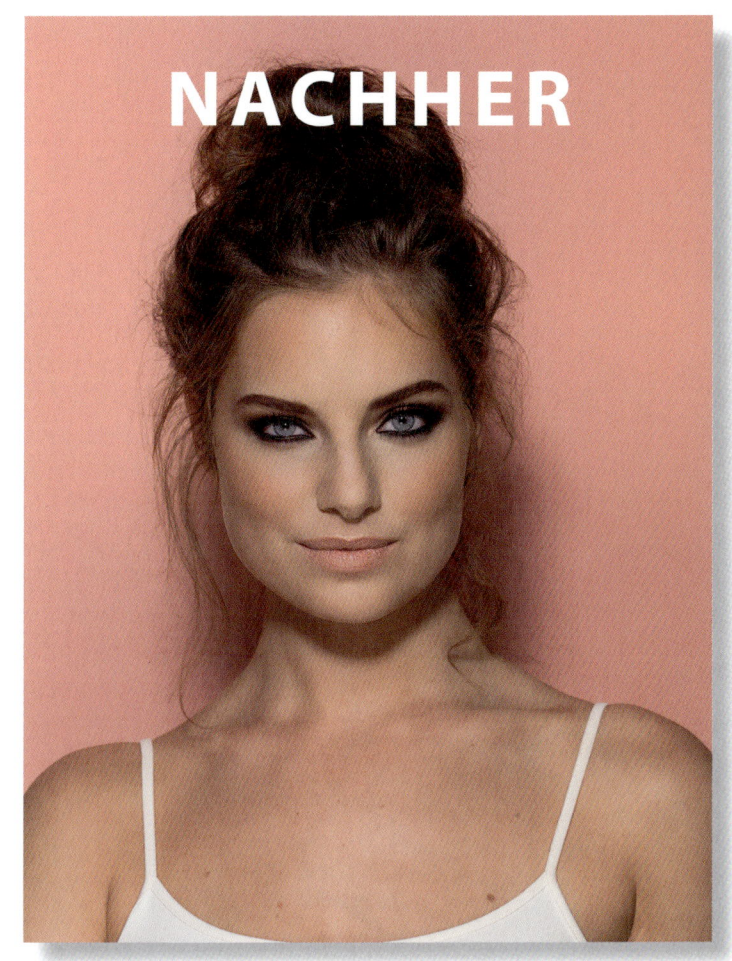

zusätzlich mit einem matten, hellbraun-orangefarbenen Lidschatten ausschattiere und verblende. Die Verläufe werden so schön dezent. SCHRITT 5: Ich trage in diesem Fall einen kupferfarbenen Lidschatten mit Metallic-Effekt in der Mitte des Augenlids auf. Man kann hier gut sehen, dass hell und dunkel eine plastische Wirkung erzielen. SCHRITT 6: Den Wimpernrand mit Kajal oder schwarzem Lidschatten noch einmal betonen. SCHRITT 7: Die Wasserlinie ebenfalls mit Kajal nachziehen. SCHRITT 8: Wimperntusche darf bei diesem Make-up natürlich auf keinen Fall fehlen!

# LIDSTRICH ZIEHEN

Ich verwende in der Regel einen Gel-Eyeliner, den ich mit einem abgeschrägten flachen Pinselchen auftrage. Ein flüssiger Eyeliner ist etwas weniger gut zum Anzeichnen geeignet und verschmiert schneller, weil er langsamer trocknet. Ich zeichne zunächst die Form an, danach konturiere ich. Ich fange immer außen an und zeichne den Augenwinkel an, dann fülle ich die Umrahmung aus, anschließend ziehe ich den Lidstrich sanft am Wimpernrand entlang bis zum inneren Augenwinkel.

Viele Frauen ziehen zum Auftragen des Lidstrichs den Augenwinkel zur Seite. Das sollte man besser nicht tun. Denn wenn man wieder loslässt, kann der Strich knittrig aussehen. Am besten gerade in den Spiegel sehen oder mit dem Blick nach unten und einem liegenden Spiegel arbeiten. Und: Der Lidstrich sollte gut zu den eigenen Augen passen.

## Meine Lieblingsvarianten

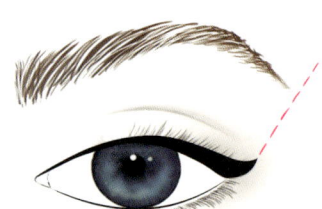

Als Anhaltspunkt für den klassischen Lidstrich zieht man in Gedanken eine Linie zum Ende der Braue.

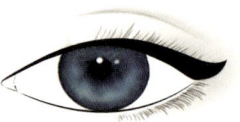

1. klassisch

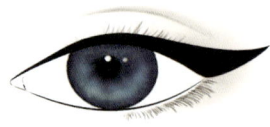

2. Pin-up

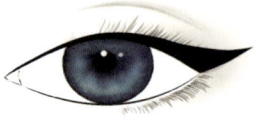

3. Katze

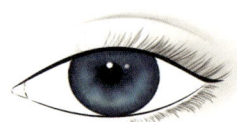

4. dezent

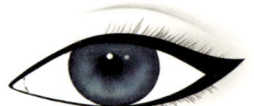

5. luxuriös

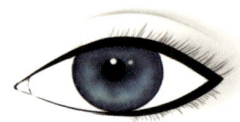

6. Double-up

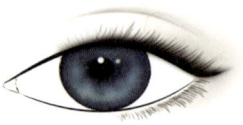

7. blended

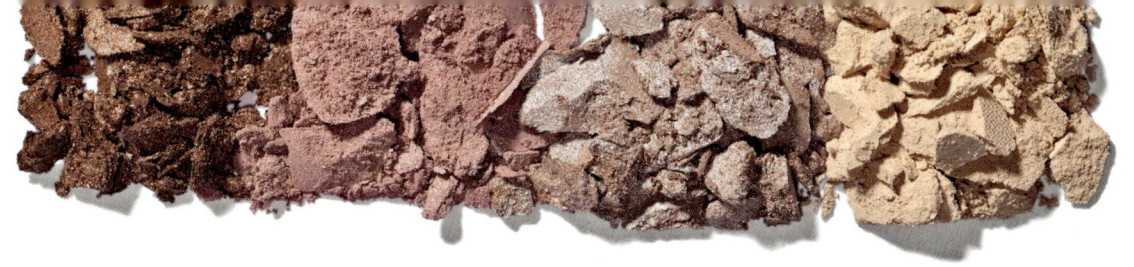

# LIDSTRICH

Es gibt etliche Varianten, einen Lidstrich zu ziehen, vom sophistica-ted Katzenauge bis zum extremen Sixties-Schwung. Kleiner Strich mit großer Wirkung! Er ist der Kick, der dem Gesicht einen frischen und gleichzeitig klassischen Hauch verleiht. Außerdem hat er diesen Lifting-Effekt, der uns jünger aussehen lässt!

Welche der verschiedenen Varianten man wählt, hängt wieder von der Gesichtsform, der Augenform und natürlich auch von der Gele-genheit ab. Tagsüber empfehle ich eine dezente Linie, abends darf es ruhig etwas mehr sein. Ich empfehle aber immer, nicht zu über-treiben. Es soll ja schließlich nicht so aussehen, als ob man gerade das Podium verließe.

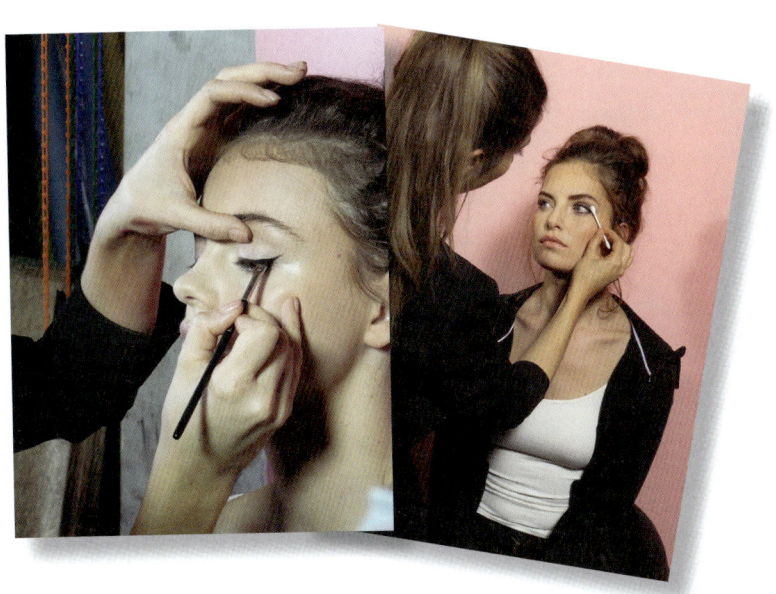

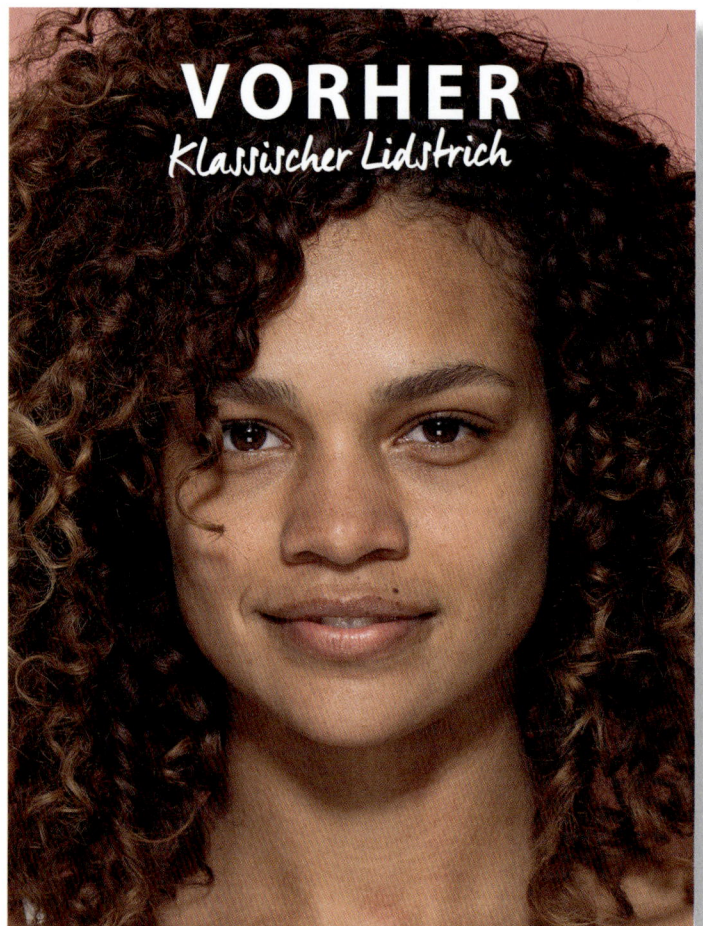

**VORHER**
*Klassischer Lidstrich*

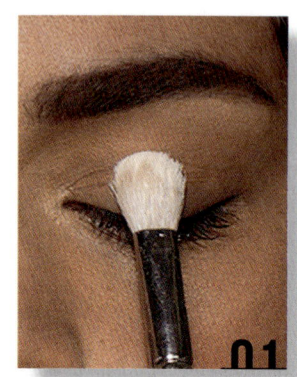

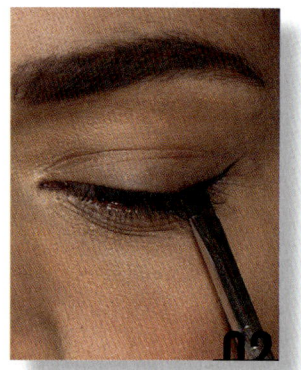

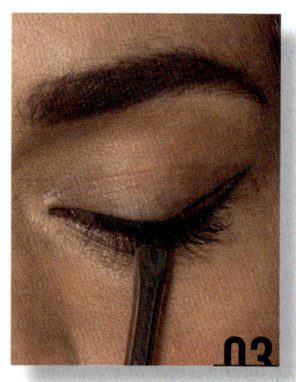

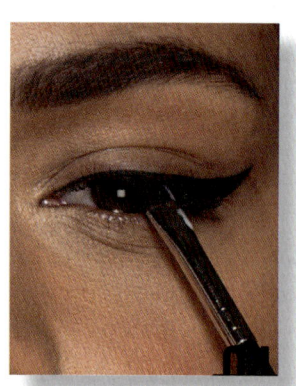

*Nach dem Vorher-Foto habe ich zunächst ein leichtes Basis-Make-up aufgetragen.* SCHRITT 1: *Ich pudere das Auge leicht ab, sodass alles ebenmäßig ist.* SCHRITT 2: *Ich verwende hier einen Gel-Eyeliner mit flachem Pinsel und ziehe den Strich vom äußeren Augenwinkel Richtung Augenbraue. Ich achte darauf, dass er nicht zu lang wird.* SCHRITT 3: *Anschließend ziehe ich den Lidstrich vom obersten Punkt schräg nach unten, sodass ein kleines Dreieck entsteht.* SCHRITT 4: *Ich fülle das Dreieck aus und ziehe den Strich bis zum inneren Augenwinkel, sodass er von dick nach dünn verläuft. Die oberen Wimpern leicht getuscht: fertig!*

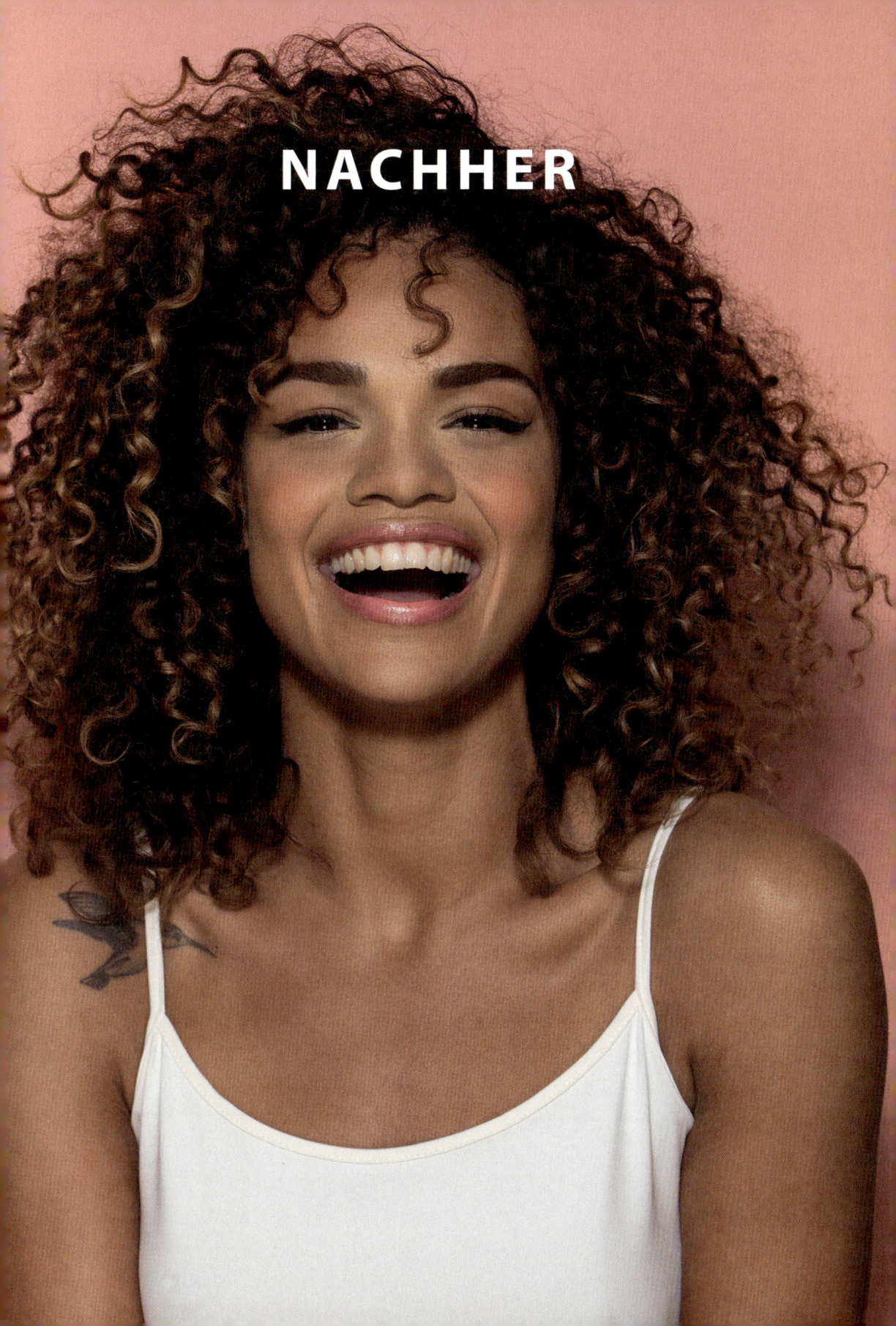

NACHHER

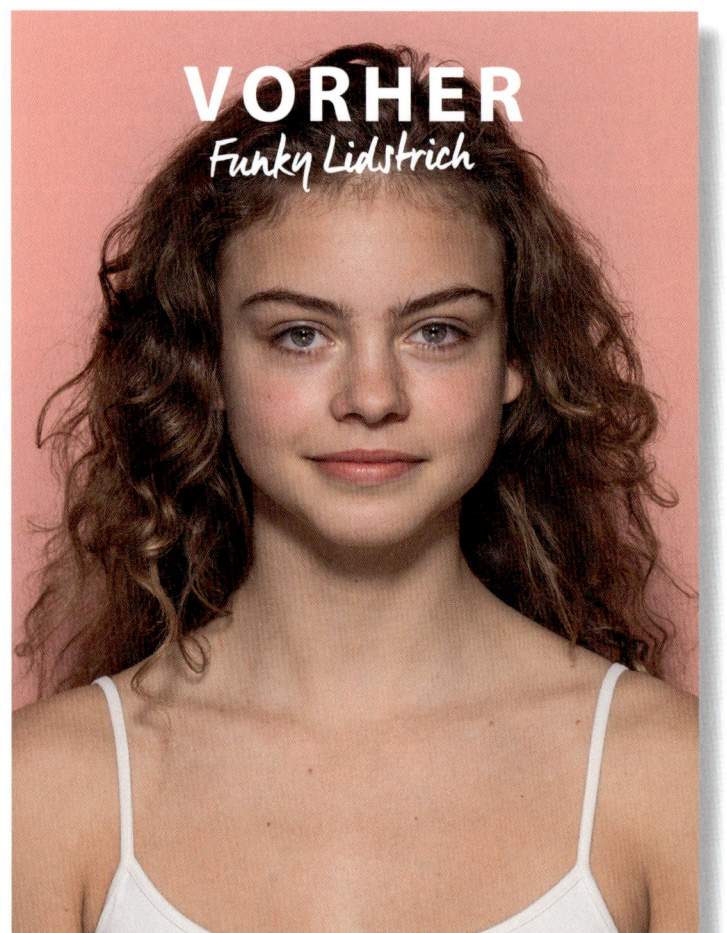

# VORHER
## Funky Lidstrich

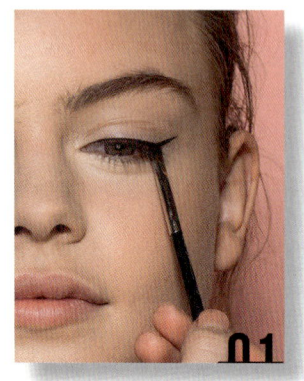

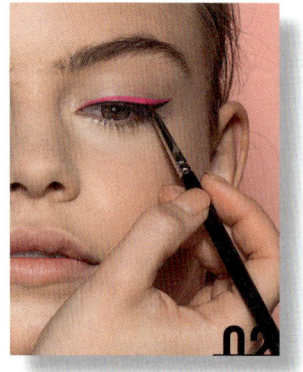

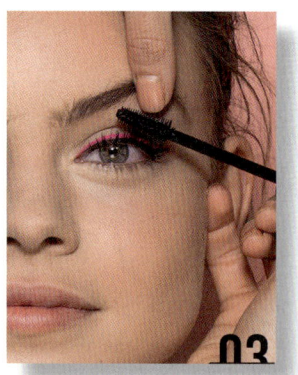

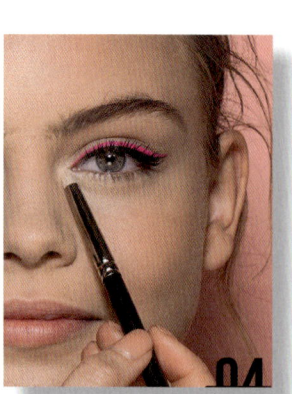

Nach dem Vorher-Foto habe ich zunächst ein leichtes Basis-Make-up aufgetragen. SCHRITT 1: Einen schwarzen Lidstrich auftragen. So wie gerade gelernt. SCHRITT 2: Anschließend oberhalb der schwarzen Linie eine zweite in einer knalligen Farbe ziehen. Ich habe hier Fuchsia gewählt. Nicht zu breit ziehen, etwa die Hälfte des Augenlids sollte frei bleiben. SCHRITT 3: Wimpern schwarz tuschen. SCHRITT 4: Zur Abrundung die innerenen Augenwinkel etwas aufhellen.

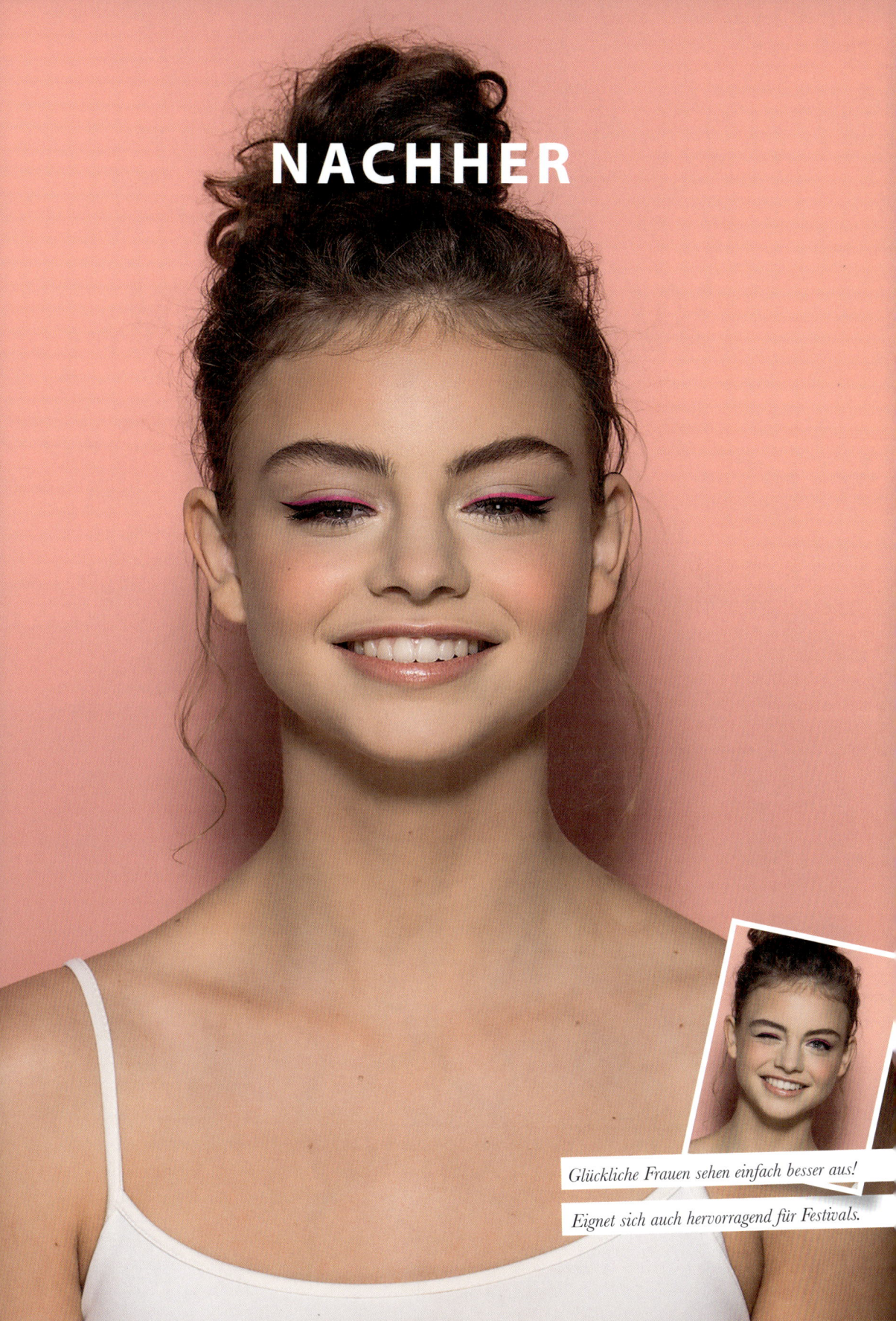

# NACHHER

*Glückliche Frauen sehen einfach besser aus!*

*Eignet sich auch hervorragend für Festivals.*

# WIMPERN

Wimpern haben eine wichtige Funktion, sie dienen dem Schutz der Augen. Sie lenken den Luftstrom um unsere Augen herum und fangen Schmutzpartikel ab. Sie sorgen außerdem dafür, dass die Augen nicht austrocknen. Und die ästhetische Bedeutung nicht zu vergessen: Sie lassen unsere Augen extra strahlen! Ohne Wimpern hätten die Augen viel weniger Ausdruck und Strahlkraft. Grund genug, um den Wimpern unsere volle Aufmerksamkeit zu schenken!
Die Wimpern umrahmen unsere Augen, man kann sie länger, voller, gebogener oder schwärzer aussehen lassen. Wimpern dürfen auffallen, sollten dabei aber am liebsten natürlich wirken. Wimpern sollen nicht die Aufmerksamkeit auf sich ziehen, sondern die Aufmerksamkeit auf unsere Augen lenken.

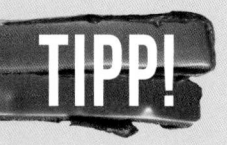

**TIPP!**

FÄRBEN *Es kann empfehlenswert sein, blonde Wimpern zu färben. Ich finde, dass das meistens hübsch aussieht. Man kann das zu Hause selbst machen, ich empfehle aber, eine Kosmetikerin aufzusuchen. Im Sommer sind dunkle Wimpern besonders schön, vor allem wenn man gerade aus dem Wasser kommt.*

PULEN? FINGER WEG! *Auch die schlechte Angewohnheit, abends die Wimperntusche von den Wimpern zu pulen? Willkommen im Klub. Ich mache das leider auch. Gar keine gute Idee, denn man zieht dabei auch Wimpern aus. Besser: die Wimperntusche mit einem guten Augen-Make-up-Entferner sanft mit einem Wisch entfernen und so die Härchen schonen. Wegen der Gefahr, dass Bakterien ins Auge gelangen können, sollte man die Augen sowieso möglichst wenig mit den Fingern berühren.*

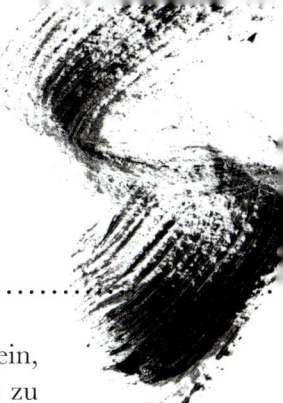

# LANGE WIMPERN

Lange Wimpern sind schön, aber sie sollten auch nicht zu lang sein, sonst bekommt man es mit dem unschönen Fliegenbein-Effekt zu tun. Ich mag mittellange Wimpern am liebsten, nicht zu lang und nicht zu kurz. Wer sehr kurze Wimpern hat, kann sie mit einer speziellen Wimperntusche etwas verlängern oder falsche Wimpern ausprobieren. Auch hier gilt: Es sollte natürlich aussehen. Die Länge sollte also zu den Augen und zum Typ passen. Wimpern, die an den Lidbogen stoßen, sind in der Regel zu lang. Wenn die Wimpern von Natur aus den Lidbogen berühren, sollte man sie nicht stutzen, aber auch nicht zusätzlich verlängern. Ein guter Anhaltspunkt für die Länge der Wimpern ist ein Drittel der Augenbreite. Das ist nicht nur die optimale Länge, um die Luftströmung ums Auge zu lenken, sondern liefert optisch auch die optimale Umrahmung für das Auge.

# STUTZEN

Klingt vielleicht etwas merkwürdig, aber man kann Wimpern stutzen. Wenn man sie als zu lang empfindet, sollte man sie jedoch nicht einfach stumpf abschneiden, das sieht schnell unnatürlich aus. Wimpern werden zum Ende hin dünner und sind nicht alle genau gleich lang. Man kann das Kürzen mit künstlichen Wimpern üben. Härchen für Härchen mit einer kleinen Schere schneiden, eins etwas länger, eins etwas kürzer. Vorsichtig zu Werk gehen, besondere Vorsicht ist bei den natürlichen Wimpern geboten!

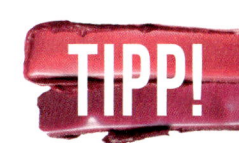

> BEKANNTES PHÄNOMEN? *Beim Wimperntuschen haben die meisten Frauen den Mund offen. Das sieht etwas merkwürdig aus. Warum machen wir das? Es ist ein ganz natürlicher Impuls, denn mit offenem Mund blinzeln wir weniger.*

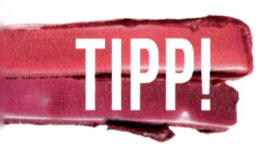

**TIPP!**

## GESCHWUNGENE WIMPERN

Geschwungene Wimpern haben einen liftenden Effekt und verleihen dem Gesicht eine offene, wache Ausstrahlung. Außerdem trägt der Schwung der Wimpern dazu bei, die Augen größer und den Blick lebendiger erscheinen zu lassen. Und ganz ehrlich: Es sieht einfach toll aus.

Leider hat nicht jede Frau hübsch gebogene Wimpern, im Gegenteil, die meisten müssen nachhelfen. Und dafür gibt es zum Glück etliche Tricks. Bevor ich Wimperntusche auftrage, bringe ich die Wimpern meistens mit einer Wimpernzange in Form. Mit ihr lassen sich die Wimpern besonders gut biegen, wenn man sie kurz mit dem Föhn anwärmt. Aber aufgepasst, nicht zu heiß werden lassen! Mit der Wärme bringt man in Form, beim Abkühlen wird die Form fixiert. Die warme Wimpernzange auf dem Auge platzieren, dabei geradeaus in den Spiegel sehen. Möglichst dicht an den Wimpernrand setzen, dann die Härchen zwischen die Bügel legen und mit einer federnden Bewegung die Zange einige Male zusammendrücken. Der Rundung des Auges folgen und dabei darauf achten, dass alle Wimpern erwischt werden. In der Regel reicht dreimal Zusammendrücken aus. In der Zwischenzeit sind die Zange und die Härchen abgekühlt und die Wimpern behalten ihre nach oben gebogene Form bei. Noch einmal kontrollieren, ob man wirklich alle Härchen erwischt hat, sonst eventuell nacharbeiten.

Bei sehr langen Wimpern können die Wimpernspitzen noch gerade sein, auch in diesem Fall mit der Zange etwas nacharbeiten. In diesem Fall weniger Druck ausüben und besonders vorsichtig vorgehen, damit die Spitzen keinen Knick nach hinten bekommen.

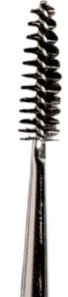

# WIMPERNTUSCHE/MASCARA

Einfach wundervoll, dass es Mascara gibt. Wimperntusche ist geradezu unverzichtbar, sie ist das i-Tüpfelchen beim Schminken und oft reichen ein bisschen Wimpertusche und eine heller Lipgloss als leichtes Tages-Make-up aus.

Es gibt unglaublich viele verschiedene Mascaras, dass macht es manchmal schwierig herauszufinden, welche am besten zu einem passt. Als Ausgangspunkt zunächst die eigenen Wimpern beurteilen und dann überlegen, was man erreichen möchte.

Ich bevorzuge Wimpernbürstchen mit kurzen Borsten, diese dürfen auch gerne aus Silikon sein. Silikonborsten separieren die Härchen besonders gut. Ich verwende am liebsten eine cremige Wimperntusche, weil sie sich zum einen gut auftragen lässt und zum anderen den Wimpern Volumen gibt.

Mascaras mit Verlängerungseffekt haben meistens eine etwas dünnere Konsistenz und enthalten winzige Fasern, die die Wimpern verlängern. Wenn man sehr kurze Wimpern hat, empfiehlt es sich, erst eine verlängernde Mascara aufzutragen und anschließend mit einer cremigen darüberzutuschen.

Es ist sowieso möglich, mehrere Mascaras miteinander zu kombinieren. Wenn man eine gefunden hat, die die Wimpern gut trennt, und eine andere, die schön Volumen gibt, dann kann man sie einfach nacheinander auftragen. Allerdings sollten sie in etwa die gleiche Konsistenz haben, damit sie sich besser miteinander verbinden.

Wimpertusche gibt es natürlich auch in verschiedenen Farben. Ich finde eigentlich Schwarz am schönsten. Je intensiver das Schwarz, desto schöner, die Augen bekommen so mehr Ausdruck. Bei sehr heller Haut und einer hellen Haarfarbe passt Dunkelbraun allerdings häufig besser, weil es weicher aussieht.

Im Hochsommer macht das Experimentieren mit knalligen Farben Spaß! Wenn man Farbe auf den Wimpern möchte, sollte man diese auch im Lidschatten verarbeiten!

TEILEN? IMMER GERNE, ABER NICHT HIER *Teilen ist eine wundervolle Sache, bei der Wimperntusche sollte man sich jedoch zurückhalten. Augenentzündungen sind übertragbar.*
*Gerade keinen Eyeliner zur Hand? Einfach ein Pinselchen in die Wimperntusche tunken, schon gelöst!*

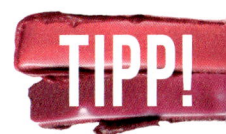

TIPP!

## WASSERFEST

Ich bin keine große Befürworterin der wasserfesten (waterproof) Wimperntusche. Die Textur ist meistens recht trocken, das ist auch gar nicht anders möglich, sonst wäre sie nicht wasserfest. Leider trocknet sie daher auch schneller ein. Außerdem zerbröselt sie schneller auf den Wimpern, sodass man dadurch manchmal richtig dunkle Ringe um die Augen bekommt. Die Wimpern werden mit wasserfester Wimperntusche oft auch sehr steif. Ich empfinde das als weniger hübsch. Für mich ist wasserfeste Wimperntusche so etwas wie eine Regenjacke, die man über die normale Wimperntusche anzieht, beispielsweise wenn man viel Fahrrad fährt und die Augen daher häufig tränen. Oder aber wenn man zu fettigen Augenlidern neigt. Man sollte dann die Wimpern wie gewohnt zuerst mit der eigenen Lieblingswimperntusche, die cremig ist und Volumen gibt, tuschen und als Letztes noch einmal mit der wasserfesten Mascara drübergehen.

## AUFTRAGEN

Am besten stellt man sich gerade vor den Spiegel und hebt das Kinn etwas an. So kommt man gut zwischen die Härchen und minimiert die Gefahr, zu patzen. Mit dem Bürstchen möglichst dicht an den Wimpernrand gehen, sodass man auch den Wimpernansatz gut erwischt. Das fühlt sich zunächst etwas merkwürdig an, liefert aber letztendlich das beste Ergebnis, weil man den Wimpern so am besten Volumen verleihen kann.

Mit kleinen Hin-und-Her-Bewegungen zieht man die Wimpern nach oben, man kommt so besonders gut zwischen die einzelnen Härchen und separiert sie voneinander. Wenn man das nicht sorgfältig tut, kleben die Wimpern schnell aneinander, und das sieht alles andere als frisch aus.

Immer schichtweise auftragen. Ich trage meistens ein bis zwei Schichten auf. Wenn man die eine Seite fertig hat, ist die andere Seite in der Regel gerade wieder so weit getrocknet, dass man weitermachen kann. Man sollte nicht warten, bis die Tusche vollständig trocken ist, das führt nur zu Klümpchen. Bei sehr hellen Wimpern trage ich die Mascara ausnahmsweise von oben auf, sodass jedes einzelne Härchen schön dunkel wird, erst danach trage ich von unten auf, sodass die Wimpern wieder schön nach oben gebogen sind. Auf die unteren Wimpern trage ich nur ganz wenig und auch nur am Wimpernansatz auf. Aufgepasst, die Härchen nicht ganz tuschen und auch nicht zu viel Mascara verwenden, sonst entsteht der unschöne Fliegenbein-Effekt. Die Betonung sollte auf den oberen Wimpern liegen, so erzielt man eine wache, frische Ausstrahlung.

## KEIN VERSCHMIEREN

Um zu vermeiden, dass Mascara auf den Augenliedern verschmiert, halte ich einen Finger dazwischen. Die Tusche landet dann auf meinem Fingernagel. Ist doch mal etwas danebengegangen, einfach mit einem Wattestäbchen und etwas ölfreiem Make-up-Entferner wegtupfen. Man sollte damit jedoch warten, bis die Wimpern getrocknet sind, sonst wird alles noch schlimmer. Man kann auch einen Teelöffel zu Hilfe nehmen; den Löffel über die Wimpern halten, die Härchen beim Tuschen dagegenbiegen. Das funktioniert auch unten. Man kann aber auch ein bisschen transparenten Puder mit dem Finger sanft auf die Lider und unterhalb des Auges tupfen. Sollte etwas danebengehen, kann man den transparenten Puder anschließend einfach wieder wegpinseln.

## HALTBARKEIT

Wer kennt es nicht? Das beliebte „Pumpen" im Flakon. Lieber nicht! So kommt nämlich zu viel Luft in das Fläschchen und die Tusche trocknet schneller aus. Wimperntusche kann man in der Regel zwei bis drei Monate verwenden. Ich achte auf das Geräusch, das beim Öffnen des Fläschchens entsteht. Ist kein „Plopp" mehr zu hören, weiß ich, dass die Mascara ihre cremige Konsistenz eingebüßt hat. Wenn sie fast alle ist, kommt man an den letzten Rest vielleicht noch heran, wenn man das Fläschchen in ein Glas mit heißem Wasser stellt. Dies sollte man jedoch nicht tun, wenn die Mascara eingetrocknet ist. Dann ist es wirklich Zeit für eine neue.

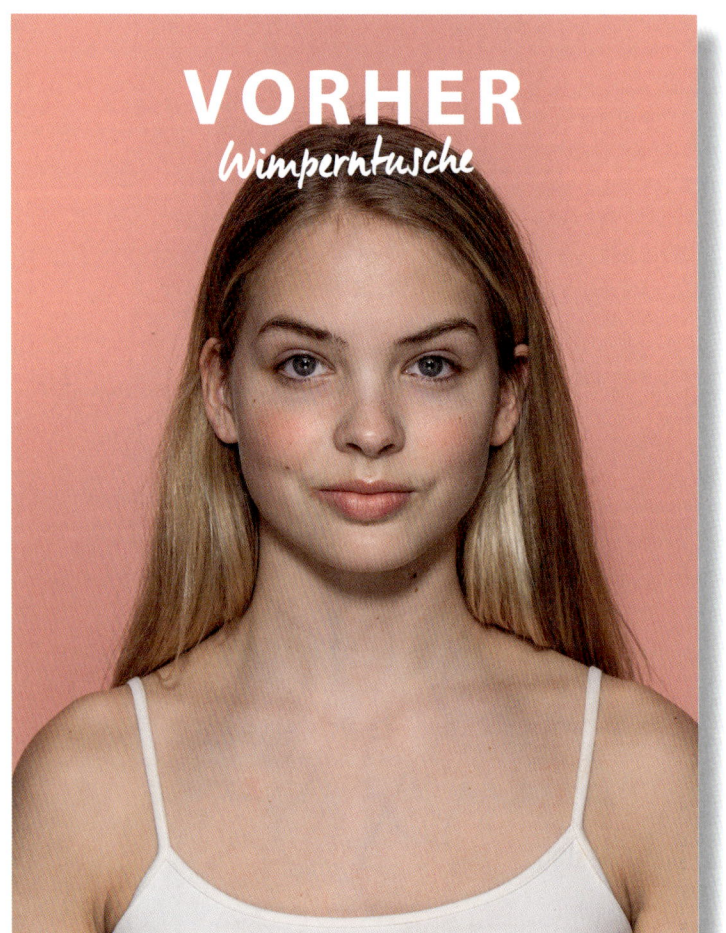

# VORHER
*Wimperntusche*

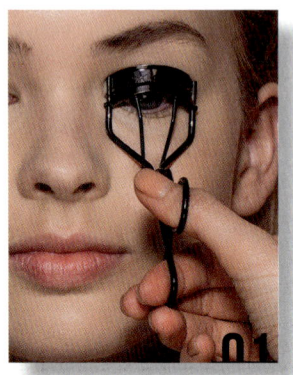

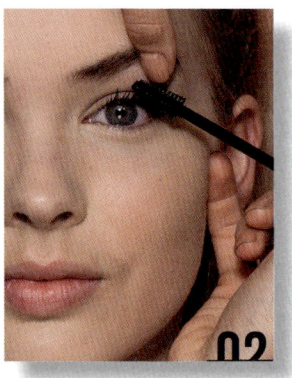

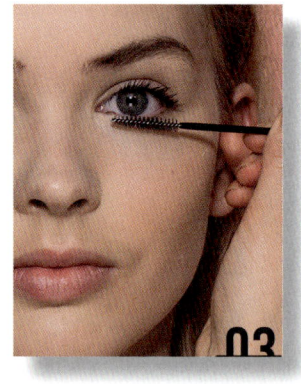

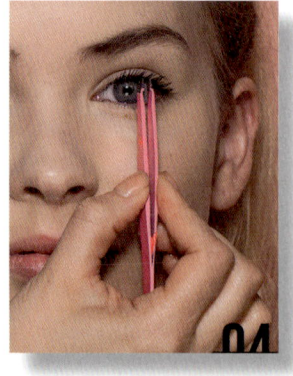

*Nach dem Vorher-Foto habe ich zunächst ein leichtes Basis-Make-up aufgetragen.* SCHRITT 1: *Wenn die Wimpern etwas Schwung gebrauchen können, zunächst Wimpernzange einsetzen.* SCHRITT 2: *Vorsichtig das Augenlied etwas nach oben ziehen, so kommt man besser zwischen die Härchen. Mit dem Bürstchen möglichst dicht am Wimpernrand ansetzen, mit kleinen Hin-und-her-Bewegungen die Wimpern nach oben ziehen und die Tusche schön gleichmäßig auftragen.* SCHRITT 3: *Die unteren Wimpern mit einem feinen Bürstchen nur dezent am Ansatz tuschen.* SCHRITT 4: *Ein bekanntes Phänomen: zusammengeklebte Wimpern. Ich separiere sie hier vorsichtig mit einer Pinzette.*

# NACHHER

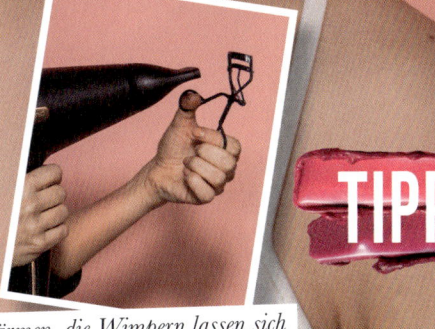

**TIPP!**

Die Wimpernzangen kurz anwärmen, die Wimpern lassen sich dadurch etwas leichter biegen und sie behalten den Schwung länger bei.

# FÄLSCHERWERKSTATT

Wer ein echtes Party-Make-up sucht und dabei die Augen besonders wirkungsvoll in Szene setzen will oder wer einfach mal Lust auf richtig viel Volumen hat, für den sind falsche Wimpern eine super Idee. Es gibt verschiedene Varianten: Bandwimpern für den gesamten Wimpernrand oder Einzelwimpern in kleinen Büscheln für Lücken oder für den Augenwinkel; es gibt sie in verschiedenen Längen und von dünn bis dick. Welches sind die richtigen falschen Wimpern? Für den unwiderstehlichen Augenaufschlag mit Wow-Effekt greift man am besten zu Bandwimpern. In der Regel sind sie etwas länger

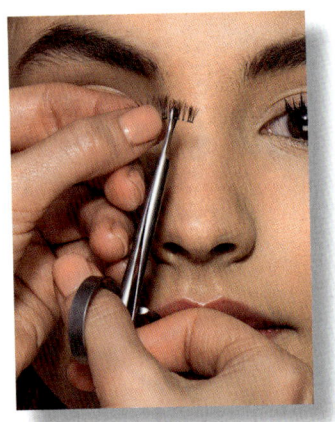

als der eigene Wimpernrand und müssen daher leicht gekürzt werden. Am äußeren Ende, an dem die längsten Wimpern sitzen, ein Stückchen abschneiden. Da sie natürlichen Wimpern nachempfunden sind, werden die künstlichen Wimpern zum äußeren Augenwinkel länger. Hat man sie nicht „maßgeschneidert", hängen die Bandwimpern am äußeren Ende etwas nach unten und bewirken so einen traurigen Gesichtsausdruck.

Wer sich ein natürlicheres Ergebnis wünscht, sollte punktuell mit einzelnen Wimpernbüscheln arbeiten, die klebt man Stück für Stück zwischen die eigenen Wimpern; man beginnt also mit den kurzen im Augeninnenwinkel und endet mit den längeren im Augenaußenwinkel. Nach meiner Erfahrung sind vier dieser kleinen Büschel pro Auge völlig ausreichend, und schon hat man diese wundervollen Mandelaugen à la Audrey Hepburn!

Aber aufgepasst, nicht zu nah am Augeninnenwinkel beginnen und Wimpern wählen, die nicht viel länger sind als die eigenen. Ich nehme meistens natürliche Wimpern, die nicht zu dicht und nicht zu kräftig sind. Ich möchte den gewünschten Volumen-Effekt mit Wimperntusche nämlich lieber selbst bestimmen können.

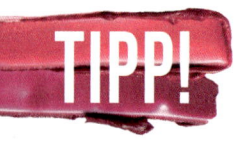

**TIPP!**

*WIMPERNSERUM Wer sehr kurze Wimpern hat, kann mit Wimpernserum das Haarwachstum der Wimpern stimulieren. Alternativ kann man die Wimpern auch sanft mit etwas Oliven- oder Mandelöl einreiben, am besten vor dem Zubettgehen, nicht morgens bevor man sich schminken möchte, denn auf fettigen Wimpern hält die Mascara nicht. Nicht vergessen: auch eine gesunde Ernährung fördert den Haarwuchs!*

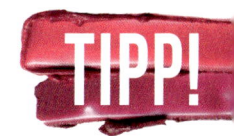
*KRÖNENDER ABSCHLUSS* Wimperntusche ist für mich der krönende Abschluss des Augen-Make-ups. Ich schminke immer erst die Augen und widme mich danach den Wimpern. Schließlich arbeitet man beim Augen-Make-up häufig mit Puder, und der kann auf die Wimpern kommen und sie matt und grau machen. Aber gerade die Wimpern sollen intensiv schwarz strahlen.

## WIMPERNKLEBER

Wimpernkleber gibt es in Schwarz, Weiß oder Transparent. Der weiße wird beim Trocknen in der Regel ebenfalls transparent. Transparenter Wimpernkleber glänzt meistens, und das sieht ein bisschen unnatürlich aus. Dieser Effekt lässt sich mit etwas Lidschatten oder Eyeliner zurücknehmen. Ich persönlich bevorzuge den schwarzen, da er den Wimpernrand voller erscheinen lässt.

Ich finde es praktisch, die falschen Wimpern mit der Unterseite durch Wimpernkleber zu ziehen, den ich vorher auf den Fingerknöchel getan habe. Anschließend muss man etwa fünf Sekunden warten, bis man die Wimpern anklebt, sonst ist der Kleber noch zu feucht und die Wimpern können verrutschen.

In Sachen Wimpernkleber gilt: Weniger ist mehr. Zu viel hält sogar schlechter und sorgt für ein unsauberes Ergebnis.

Auch die Enden sorgfältig mit Kleber versehen, in der Regel lösen sie sich hier am schnellsten ab.

## KLÜMPCHEN?

Getuschte Wimpern verkleben schon mal. Natürlich kann man dann versuchen, sie mit einem Wimpernkamm zu trennen, häufig wischt man dann aber auch die Mascara ab und macht alles nur noch schlimmer. Ich greife lieber zur Pinzette und separiere damit vorsichtig die Wimpern. Dabei ist natürlich Vorsicht geboten, man pikst sich sonst vielleicht ins Auge. Das Bürstchen tunlichst nicht zwischendurch am Flakon abstreifen. Die Reste können eintrocknen und in die Flasche geraten. Schnell ist die Wimperntusche verklumpt. Daher empfehle ich, überschüssige Mascara an einem Kosmetiktuch abzustreifen.

# FALSCHE WIMPERN AUFKLEBEN

Als Erstes mit einer Wimpernzange mehr Schwung in die unge-
schminkten Wimpern bringen. Denn falsche Wimpern sind immer
wunderschön gebogen und verbinden sich so besser mit den eigenen.
Auch die Wimperntusche wird erst aufgetragen, wenn die falschen
Wimpern aufgeklebt sind. So sieht das Ergebnis viel homogener und
natürlicher aus.
Nachdem man die falschen Wimpern außerdem auf die richtige
Länge gebracht hat, klebt man sie so dicht wie möglich gegen den
Wimpernrand. Es sollte dazwischen keine Haut mehr zu sehen sein,
das würde die falschen Wimpern verraten. Anschließend tuschen.
Wenn die Wimpertusche fast vollständig getrocknet ist, drückt man
die falschen Wimpern noch einmal an, damit Sie nicht nach vorne,
sondern hübsch nach oben stehen.

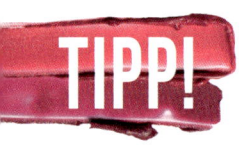

**TIPP!**

> **SIMPLER TRICK** *Mehr Volumen kreiert man, indem man mit einem
> weichen Pinsel parfumfreien Talkpuder auf die getuschten Wim-
> pern tupft. Das klingt zunächst unlogisch, denn so werden die
> Wimpern stumpf und grau. Wenn man danach aber noch eine
> Schicht Mascara aufträgt, bekommen die Wimpern richtig toll Vo-
> lumen. Aber dezent vorgehen, sonst kleben die Wimpern zusammen
> und die Intensität des Schwarz geht verloren.*
>
> **NATÜRLICH FALSCH** *Falsche Wimpern glänzen in der Regel etwas,
> wenn sie nicht aus Naturhaar sind. Der Glanz verrät die falschen
> Wimpern, daher empfehle ich, auch die Oberseite zu tuschen, um
> sie so an die eigenen Wimpern anzugleichen.*

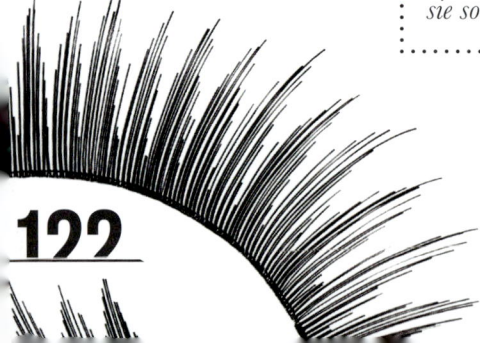

## AUGEN-MAKE-UP-ENTFERNER

Morgens sollte man für die Wimpern nur einen ölfreien Remover verwenden, sonst hält zum einen die Mascara nicht gut und zum anderen lassen sich die Wimpern nicht gut formen. Das wären denkbar schlechte Voraussetzungen für das Wimpern-Make-up.
Ein ölhaltiger Entferner empfiehlt sich nur abends bei wasserfester Mascara. Ansonsten Finger davon. Unabhängig von der Art des Entferners ist es wichtig, dass man tunlichst wenig reibt. Das Wattepad also gut mit Remover benetzen, auf das Auge legen und kurz einwirken lassen. Die Augenpartie ist sehr sensibel, man sollte ihr möglichst wenig Reibung zumuten!

## WÜNSCH DIR WAS!

Der Wachstumszyklus einer Wimper dauert ungefähr sechs Wochen, danach fällt sie aus, das ist völlig natürlich. Wenn man also eine Wimper auf der Wange entdeckt, heißt es: Wünsch dir was! Ich mache das wirklich jedes Mal! Wenn ich jemanden schminke und ich entdecke eine ausgefallene Wimper, gebe ich derjenigen immer die Möglichkeit, sich etwas zu wünschen. Wünsche sollte man auf keinen Fall vertun!

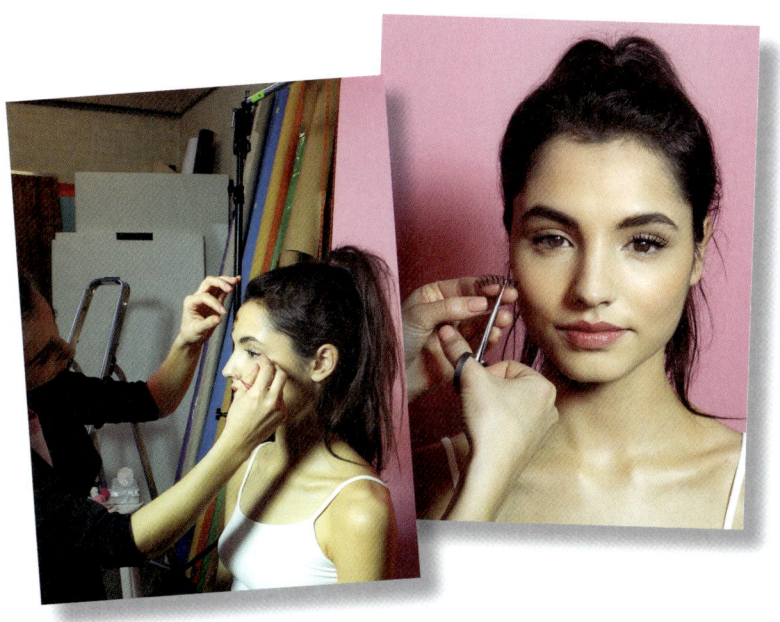

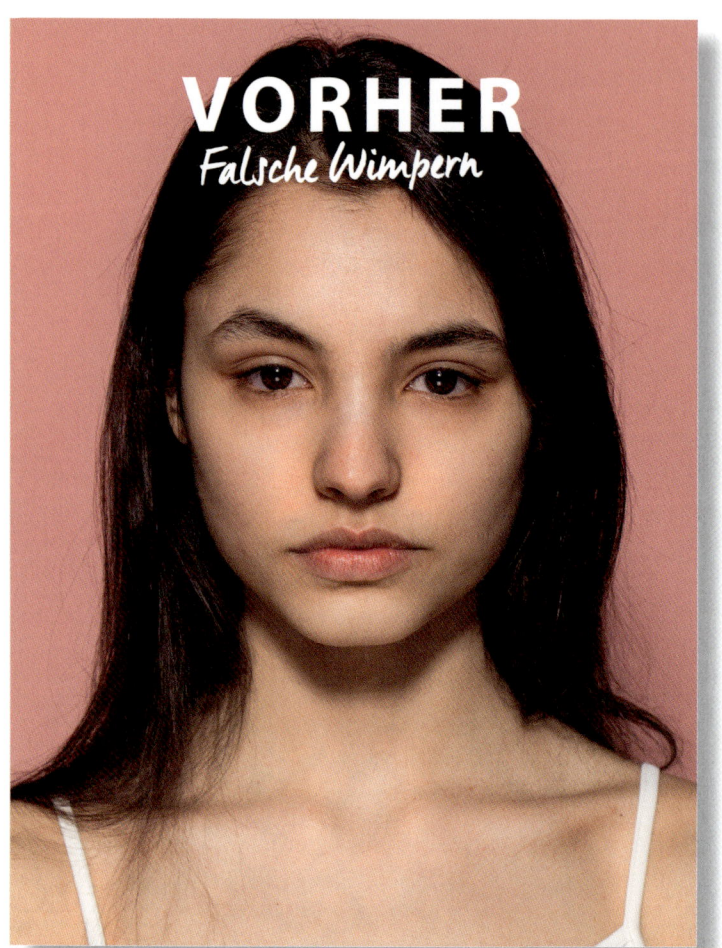

# VORHER
## Falsche Wimpern

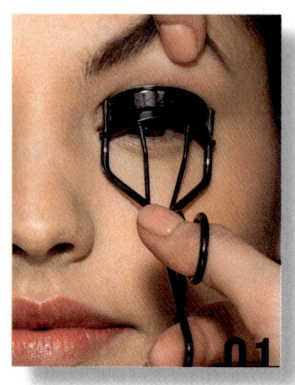
**01**

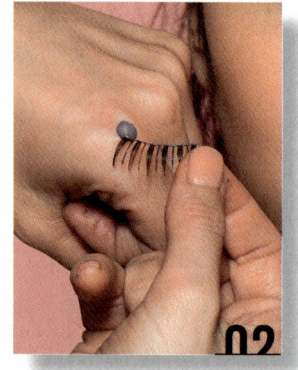
**02**

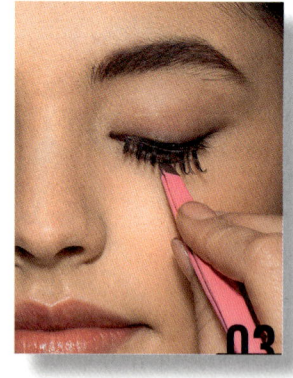
**03**

*Nach dem Vorher-Foto habe ich zunächst ein leichtes Basis-Make-up aufgetragen.* SCHRITT 1: *Zunächst die Wimpern-zange einsetzen, denn die falschen Wimpern sind auch ge-schwungen; die eigenen und die falschen Wimpern verbinden sich so hübsch miteinander.* SCHRITT. 2: *Einen Tropfen Wim-pernkleber auf den Fingerknöchel geben, den unteren Rand der Bandwimpern vorsichtig durch den Kleber ziehen. Die Enden nicht vergessen. Etwas antrocknen lassen, vor dem Ankle-ben circa fünf Sekunden warten, sonst kann es verschmieren.* SCHRITT 3: *Mit einer Pinzette lassen sich die Wimpern besonders gut auf dem Wimpernrand anbringen. Sanft, möglichst dicht gegen den Wimpernrand drücken.* SCHRITT 4: *Nun alle Wim-pern tuschen, die Wimpern bilden so ein homogenes Ganzes.*

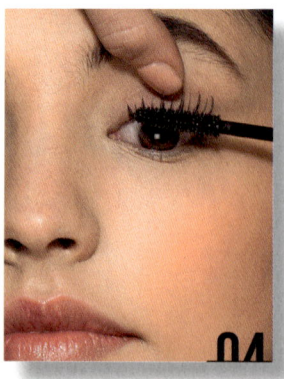
**04**

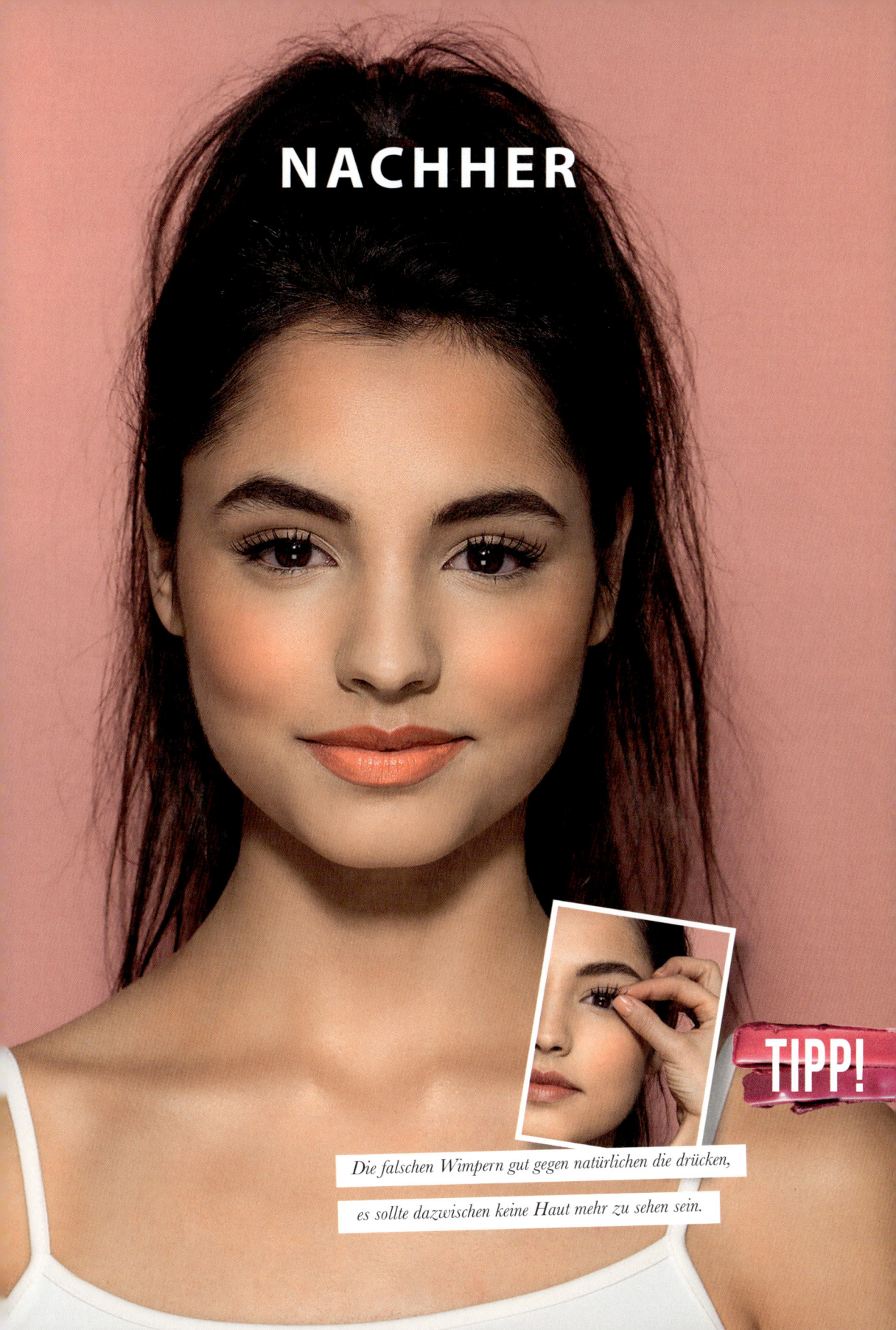

NACHHER

TIPP!

*Die falschen Wimpern gut gegen natürlichen die drücken,*

*es sollte dazwischen keine Haut mehr zu sehen sein.*

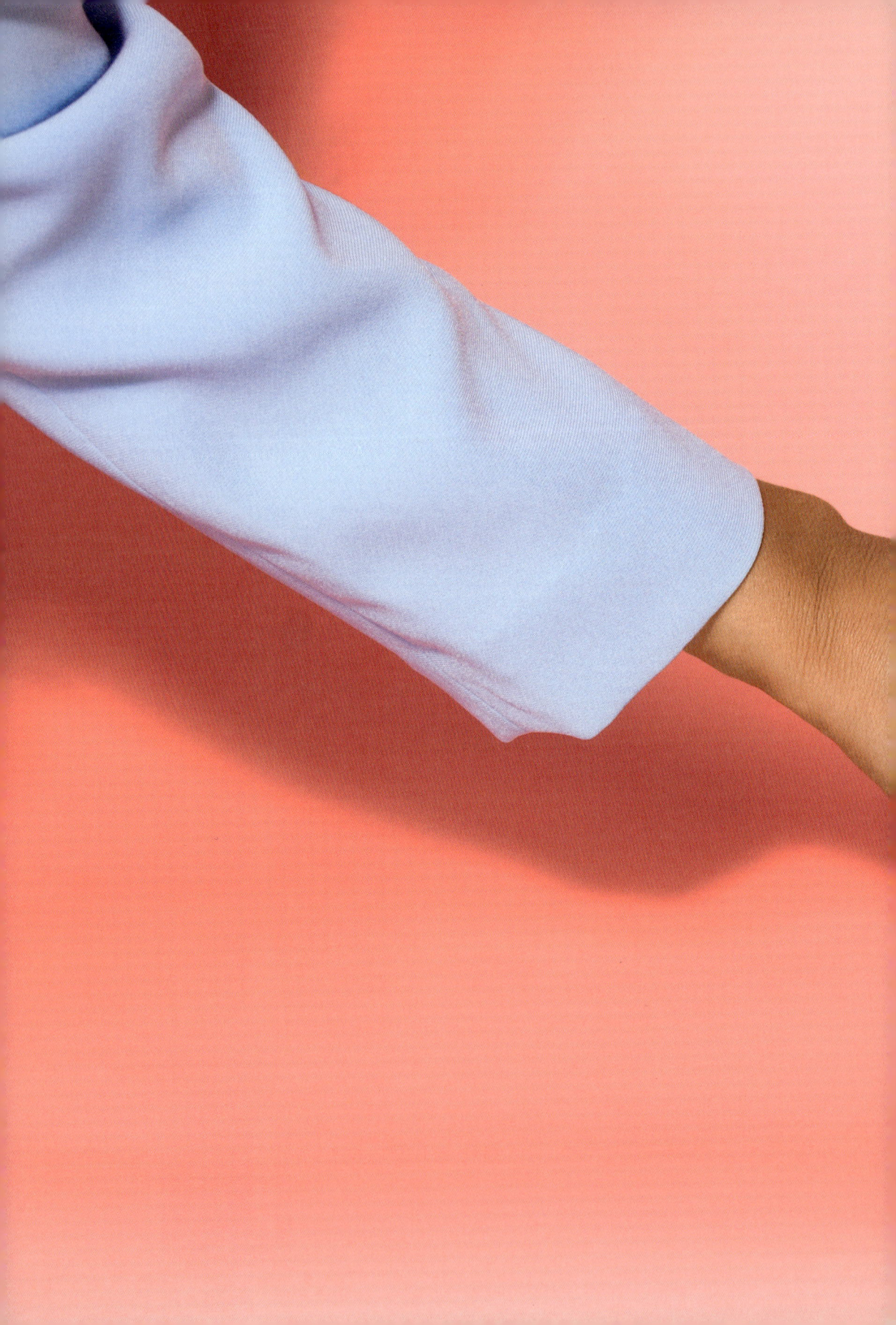

Such dir unbedingt einen Kerl, der dir den *Lippenstift* ruiniert und nicht die *Wimperntusche!*

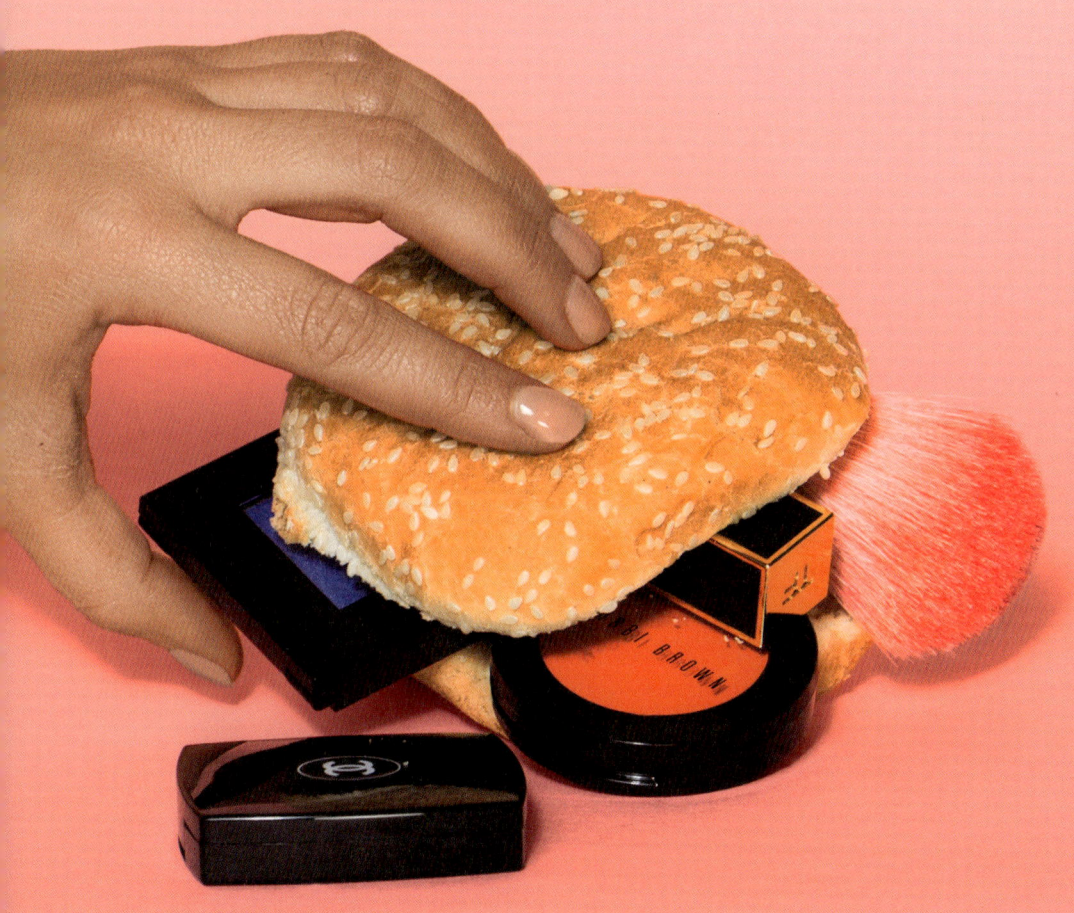

# LIPPEN

Der Mund zählt zu den sensibelsten Bereichen unseres Gesichts. Im Vergleich zu den etwa 16 Hautschichten der übrigen Gesichtshaut ist Lippenhaut mit nur drei bis fünf Zellschichten sehr dünn. Sie ist so dünn, dass die Blutgefäße darunter durchschimmern, wir sehen sie als rote Lippenfarbe. Lippenhaut hat keine Behaarung, auch Schweiß- und Talgdrüsen fehlen, daher bildet sie kein schützendes Melanin und auch keinen schützenden Hydrolipidfilm. Unsere Lippen sind sehr sensibel. Und das ist gut so! Darum fühlt sich Küssen nämlich so schön an. Außerdem werden wir von ihnen vor zu heißen Getränken und Speisen gewarnt. Lippen bedürfen einer besonders intensiven Pflege. Und ein schöner Mund fängt bei gepflegten Lippen an.

## HYDRATISIEREN

Das A und O einer guten Lippenpflege ist die Versorgung mit Feuchtigkeit. Das bedeutet jedoch nicht, dass man eine Überdosis Lippenbalsam auftragen sollte. Das empfiehlt sich nur, wenn sich die Lippen trocken anfühlen. Aufgepasst, so manche Lippenpflege enthält Substanzen, die man sich lieber nicht auf die Lippen schmieren sollte, zum Beispiel Parfum. Daher sollte man auf natürliche Produkte zurückgreifen, es gibt heutzutage ein breites Angebot. Alternativ kann man Hausmittel einsetzen: einfach Mandelöl, Olivenöl, Kokosöl oder auch ungesalzene Butter auf die Lippen tupfen. Im Mittelpunkt steht, wie gesagt, die Feuchtigkeitsversorgung!

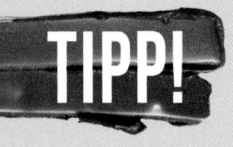

**TIPP!**

LSF *Ein guter UV-Schutz ist für die Lippen unabdingbar. Da die Lippen kein Melanin bilden, enthalten sie nämlich keine Pigmente. Daher sollte rund um das Jahr eine Lippenpflege mit mindestens LSF 15, besser noch höher, aufgetragen werden. Je höher der LSF, desto besser!*

NICHT LECKEN *Wer sich ab und zu über die Lippen leckt, weil sie sich trocken anfühlen oder spannen, sollte das ab jetzt unterlassen. Es wird dadurch nicht besser, im Gegenteil. Unser Speichel enthält diverse Bakterien und Enzyme, die für die Spaltung von Nährstoffen gedacht sind, aber nichts auf unseren Lippen zu suchen haben! Stattdessen einen Lippenbalsam verwenden.*

# PEELING

Trockene, spröde Lippen? Auf keinen Fall die Hautfetzen abzupfen! So entstehen leicht kleine Verletzungen. Ein selbst gemachtes Lippenpeeling hingegen fördert die Durchblutung und entfernt auf sanfte Weise tote Hautschüppchen. Hierfür einen Teelöffel Farinzucker mit einem Teelöffel Honig verrühren. Wem das zu klebrig ist, wahlweise etwas Olivenöl oder anderes Öl dazugeben. Wie bereits erwähnt: Lippen sind sehr sensibel, daher sollte man das Peeling nicht öfter als ein- oder zweimal pro Woche anwenden.

Wenn die Lippen, zum Beispiel aufgrund von Stress, Rauchen oder Kaffee dunkel oder fahl sind, kann man der Mischung etwas Zitronensaft hinzufügen, das hat eine aufhellende Wirkung. Danach immer einen Lippenbalsam auftragen. Und schon hat man sie, die schönen vollen, schimmernden Lippen!

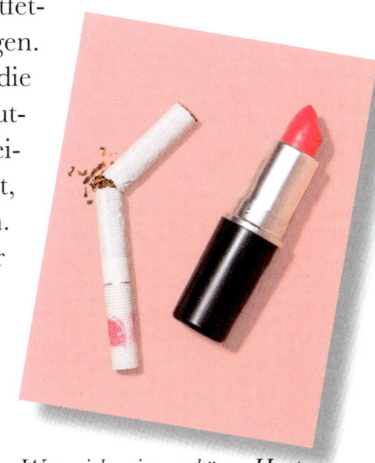

*Wer sich eine schöne Haut wünscht, sollte auf Rauchen verzichten. Rauchen trocknet die Haut extrem aus.*

# LÄCHELN & KÜSSEN

Lächeln und Küssen sind ein super Training für unsere Lippen. Ähnlich wie bei einem Peeling wird die Durchblutung angeregt. Darüber hinaus wird die Muskulatur gekräftigt, so bleiben die Lippen voll und gesund.

# SCHÖNE LIPPEN

Die schönsten Lippen sind gepflegte Lippen! Sie müssen nicht unbedingt voll sein. Sicher, volle Lippen sehen besonders hübsch und gesund aus, aber man kann auch mit schmalen Lippen oder einem breiten beziehungsweise kleinen Mund eine tolle Wirkung erzielen. Hauptsache, gepflegt! Dann noch ein wenig Lippenstift oder Lipgloss auftupfen: fertig!

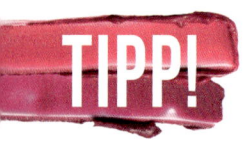

**TIPP!**

## LIPLINER

Wenn man für eine Party oder eine andere besondere Gelegenheit die Lippen besonders ausdrucksstark machen möchte, sollte man zunächst mit einem Lippenkonturenstift für schöne Konturen sorgen. Lange nicht jede von uns hat klar definierte Lippenränder. Wenn man die natürliche Lippenkontur mit einem Lipliner nachzieht, sieht das nicht nur gepflegter aus, es verhindert auch das sogenannte Ausbluten des Lippenstiftes, bei dem sich die Farbe in die feinen Linien um den Mund zieht.

Die Farbe von Lippenkonturenstift und Lippenstift sollte harmonisch aufeinander abgestimmt sein und der Farbunterschied sollte nicht zu groß sein.

Wer lieber keine Farbe benutzen möchte: Es gibt auch transparente Lipliner. Wer keine ausgeprägten Lippenkonturen hat, kann eine Nuance dunkler als die Lippenfarbe wählen. Es sollten aber nie Linien sichtbar bleiben, daher ist es besonders wichtig, den Übergang von Lipliner zum Lippenstift zu verwischen. Man kann die Lippen auch ganz mit dem Lippenkonturenstift ausmalen. Da er besonders viel Pigment enthält, verstärkt man so die Wirkung des Lippenstifts. Außerdem hält der Lippenstift dann besonders gut, da er sich mit dem Stift verbindet.

Ich verwende meistens einen matten Lippenkonturenstift. Die Kontur wird dadurch schärfer. Jeder noch so kleine Schimmer reflektiert das Licht und lässt die Konturen verschwimmen.

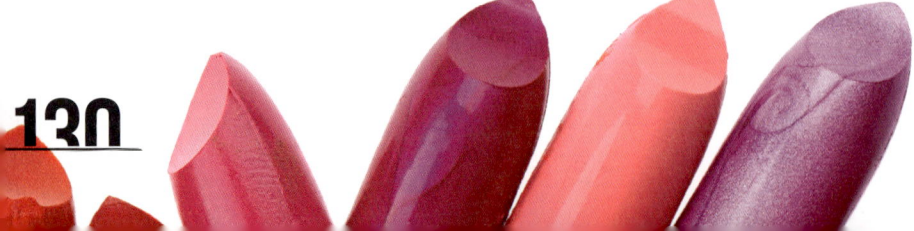

# VOLLERE LIPPEN SCHMINKEN

Wer seine Lippen optisch voller wirken lassen möchte, verwendet ebenfalls einen Lipliner. Hierfür werden die Lippen etwas außerhalb der natürlichen oberen und unteren Kontur umrandet. Aber auch hier heißt es: gewusst wie, sonst sieht man aus als ob man gerade Spagetti mit Tomatensoße gegessen hätte! Den Lippenkonturenstift nie mehr als ein oder zwei Nuancen dunkler als die natürliche Lippenfarbe wählen, so erzielt man die natürlichste Wirkung.

Hier einige Varianten, wie man mit *Lipliner* die Kontur der Lippen korrigieren kann:

Wenn man den mittleren Bereich der Lippen aufhellt, wirken die Lippen voller

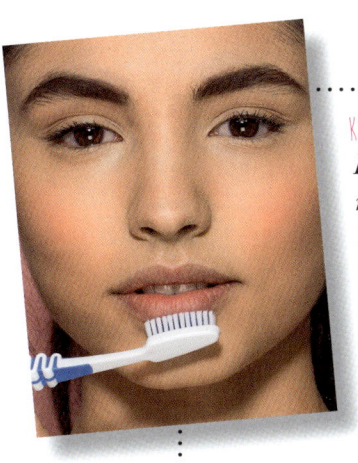

KUSSMUND *Volle Lippen gefällig? Etwas Zimtöl, Pfefferminzöl oder Cayennepfeffer in den Lipgloss mischen, fertig ist der Lippen-Booster. Wegen der leichten Schärfe prickelt es herrlich auf den Lippen. Die Blutgefäße werden dadurch etwas geweitet, die Lippen sind praller und roter. Aber aufgepasst: Kribbeln ja, Brennen nein, also vorsichtig dosieren. Denn gleichen Effekt erzielt man übrigens auch mit einer sanften Zahnbürsten-Massage.*

GUT GEPUTZT *Nach dem Zähneputzen immer den Mund und insbesondere die Mundwinkel gut abwischen. Darauf achten, dass keine Zahnpastareste auf den Lippen bleiben, denn Menthol trocknet die Haut aus.*

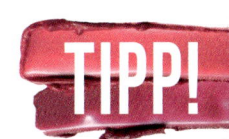
TIPP!

# LIPLINER AUFTRAGEN

Der Lippenkonturenstift sollte immer gut angespitzt sein. Vor dem Anspitzen am besten kurz in den Kühlschrank legen, dann ist er härter und lässt sich besser anspitzen.

Schritt für Schritt zu volleren Lippen:

SCHRITT 1: Etwas Lippenpflege auf die Lippen tupfen, sie sollte fettfrei sein, der Lipliner verläuft sonst.

SCHRITT 2: Die Lippen mit einem transparenten Puder abpudern, das erhöht die Haltbarkeit des Lippen-Make-ups.

SCHRITT 3: Mit dem Lippenkonturenstift die natürlichen Konturen der Lippen nachziehen. Dort, wo sie voller wirken sollen, den Strich etwas außerhalb ziehen. In Richtung Mundwinkel sollte man allerdings darauf verzichten, das sieht merkwürdig aus. Am besten nur beim Amorbogen sowie links und rechts über die natürliche Kontur hinausgehen. Aber bitte höchstens eine Lipliner-Breite mehr zeichnen sonst sieht es angemalt aus. Auch für die Lippen gilt: Wenn man etwas verändern möchte, sollte man subtil vorgehen. Natürlich hat man nicht plötzlich Lippen wie Beyoncé. Immer zurückhaltend beginnen und im Auge behalten, ob etwas mehr noch gut aussieht. Die Linie sollte so exakt wie möglich aufgetragen werden. Die Konturen wirken dann gepflegt.

SCHRITT 4: Den inneren Rand der Linie mit den Fingern zur Lippenmitte hin verwischen, so bleibt die äußere Kontur exakt, aber der Lipliner liegt nicht wie eine Linie um die Lippen. Schließlich will man am Ende des Tages, wenn die Farbe des Lippenstifts etwas verblasst ist, nicht mit einer Linie um den Mund gesehen werden.

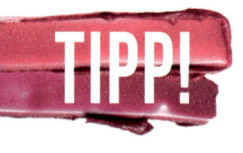

**TIPP!**

LIPPENSTIFT ABGEBROCHEN? *Den Lippenstift über einem Feuerzeug vorsichtig erwärmen, das abgebrochene Stück draufsetzen und im Kühlschrank abkühlen lassen. Schon repariert!*

MINDESTHALTBARKEITSDATUM *Bei Lippenstift sollte man besonders gut auf das Mindesthaltbarkeitsdatum achten. Sollte er unangenehm riechen: weg damit. Und: Lippenstift lieber nicht ausleihen.*

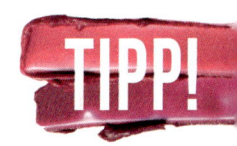
**TIPP!**

SCHRITT 5: Mit Concealer kann man die Konturen noch etwas anschärfen. Mit einem spitzen Pinsel den Concealer entlang der Lippen auftragen. Anschließend mit dem Finger leicht verwischen, sodass keine Linie sichtbar bleibt.

SCHRITT 6: Danach etwas Highlighter auf den Amorbogen tupfen. Wenn die Lippen etwas voller geschminkt wurden, sitzt auch der Amorbogen nun etwas höher. Der Highlighter verstärkt die natürliche Wölbung der Lippen, da er das Licht reflektiert.

SCHRITT 7: Nun die Lippen mit der natürlichen Lippenfarbe oder in der Farbe des Lipliners ausmalen. Ich trage den Lippenstift am liebsten tupfend mit dem Finger auf.

SCHRITT 8: Eventuell noch etwas Lipgloss auf die Lippenmitte auftragen. Wer dem Mund eine leicht geöffnete Wirkung verleihen möchte, kann zunächst etwas helleren Lippenstift oder Concealer an der Innenseite der Lippen auftupfen. Der Lipgloss sollte die gleiche Farbe wie der Lippenstift haben oder transparent sein. Ich empfehle, Gloss nur dezent einzusetzen, denn er reflektiert das Licht, und dann wird es schnell zu auffällig. Lipliner ist übrigens nicht unbedingt nötig: Wer schön geschwungene Lippen hat, will mit Gloss oder Lippenstift vielleicht nur etwas Farbe auftragen. Das ist völlig in Ordnung. Es muss eben nur zu einem passen.

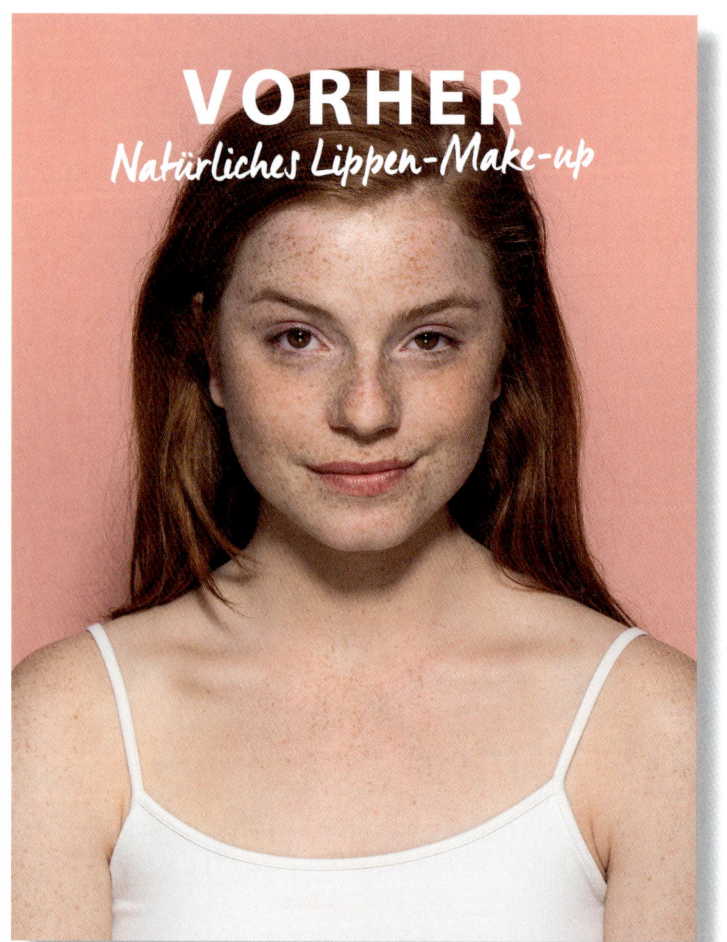

## VORHER
### Natürliches Lippen-Make-up

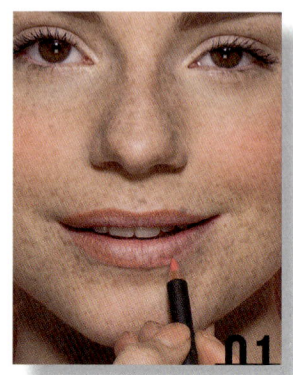

01

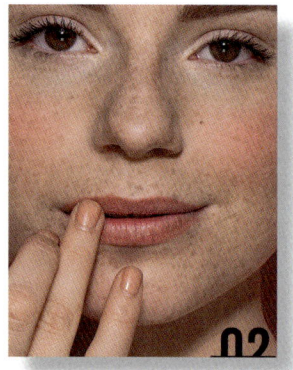

02

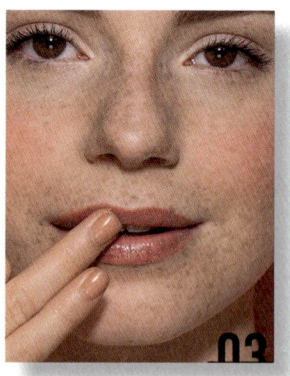

03

Nach dem Vorher-Foto habe ich zunächst ein leichtes Basis-Make-up aufgetragen. SCHRITT 1: Die natürlichen Konturen mit einem Lippenkonturenstift nachziehen. Die Lippen werden so schön konturiert. SCHRITT 2: Die Linie vorsichtig nach innen wischen, ohne die Kontur zu verwischen. So verschwinden die harten Linien am Lippenrand. SCHRITT 3: Etwas Gloss oder Lippenstift auftupfen. SCHRITT 4: Die Lippen bekommen eine besonders schöne Kontur, wenn man den Rand noch einmal mit Concealer und einem spitzen Pinsel nachzieht. Verblenden nicht vergessen, sodass er nicht sichtbar bleibt.

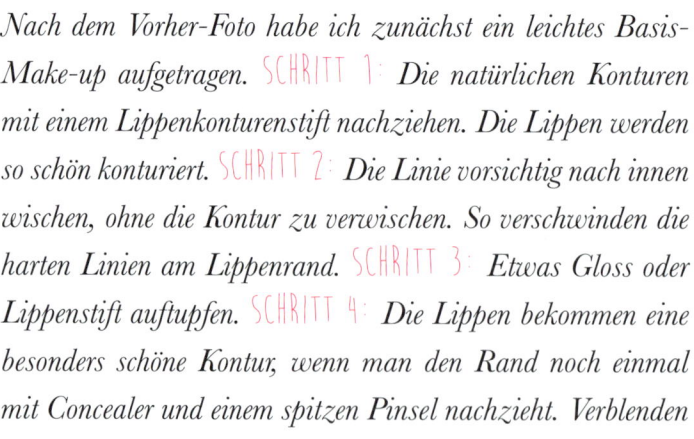

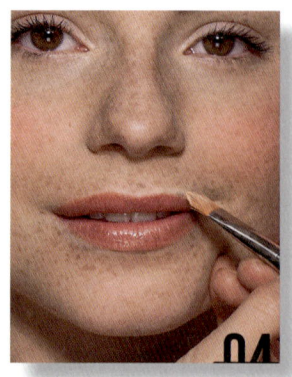

04

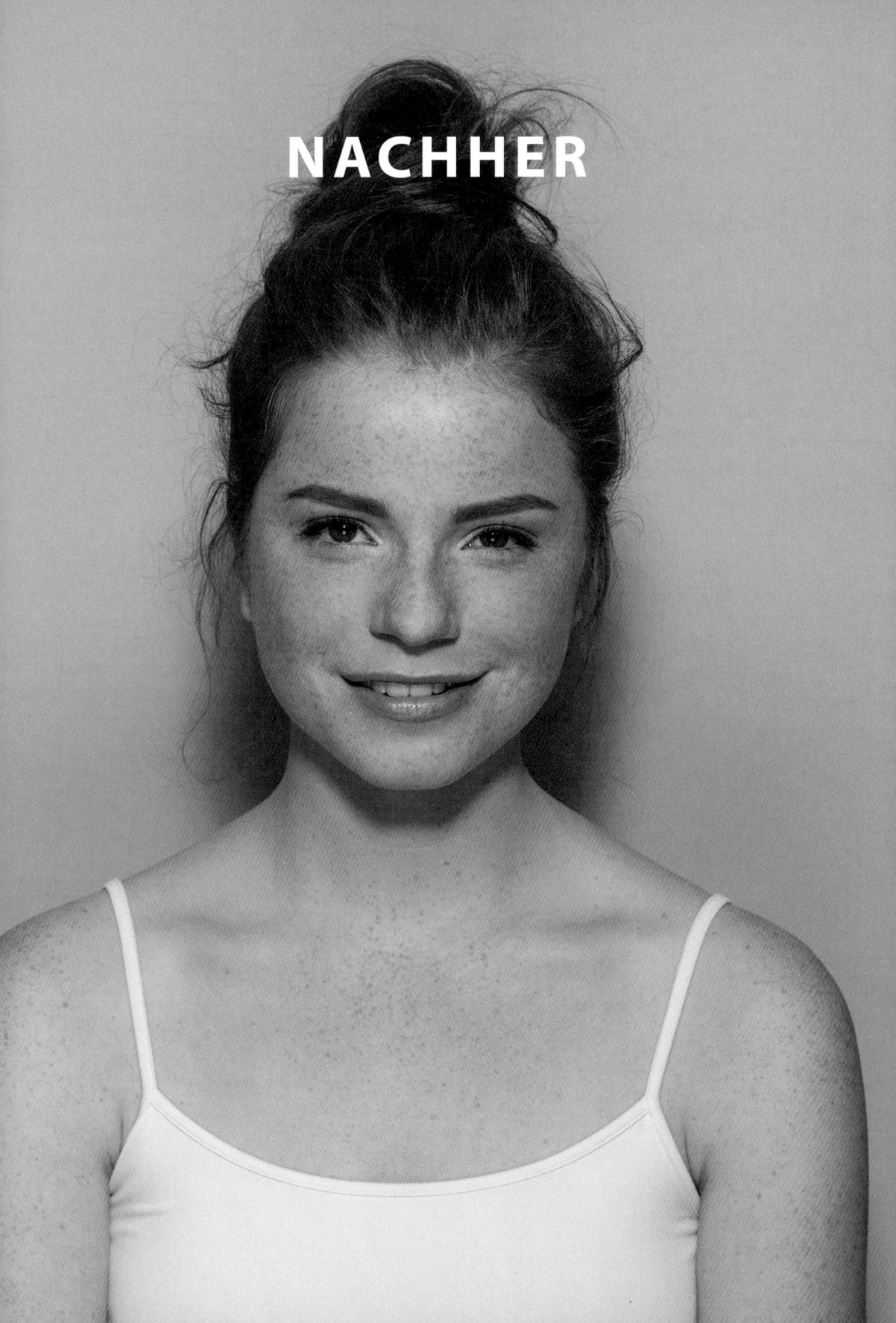

NACHHER

# VON LIPPENSTIFT BIS LIPSTAIN

Es gibt heutzutage eine riesige Palette an Produkten, mit denen man den Lippen Farbe verleihen kann: Wer die Wahl hat, hat die Qual. Einst verwendeten Frauen gemahlene Fischschuppen, um ihren Lippen etwas Glanz zu verleihen. Mittlerweile gibt es Produkte wie Lipgloss, Creme-Lippenstift, wasserfesten Lippenstift, matten Lippenstift und Lipstain. Nicht zu vergessen die sogenannten Lips-&-Cheeks-Produkte, die sowohl für die Lippen als auch für die Wangen geeignet sind.

MATTER LIPPENSTIFT sieht nur dann gut aus, wenn er auf gut mit Feuchtigkeit versorgten Lippen aufgetragen wird. Abgestorbene Hautschüppchen und kleine Linien fallen hier extrem auf. Der große Vorteil des matten Lippenstifts liegt darin, dass er eine ruhigere Ausstrahlung hat und die Konturen schön zur Geltung kommen. Normalen Lippenstift kann man auch matt aussehen lassen, zum Beispiel indem man mit transparentem Puder abpudert. Bei einer hellen Farbe kann man hierfür auch Puderblush verwenden. Der Lippenstift sollte dann allerdings nicht zu cremig sein, sonst entstehen beim Abpudern Flecken.

GLOSS lässt die Lippen besonders gesund, prall und frisch aussehen. Man kann ihn sowohl für das Tages-Make-up als auch abends einsetzen. Tagsüber empfehle ich einen dezenten rosa- oder pfirsichfarbenen oder auch einfach einen transparenten Lipgloss. Das passt auch abends, es sei denn, man möchte sich wirkungsvoller in Szene setzen. Dann kann man entweder eine kräftigere Farbe wählen oder transparenten Gloss über den Lippenstift auftragen. Aber aufgepasst, nicht zu viel verwenden, sonst sehen die Lippen nass statt gepflegt aus.

LIPSTAIN ist eine Art Tönung, die in die Lippen einzieht und daher länger hält. Das kann ein Nachteil sein, denn man muss sehr vorsichtig zu Werk gehen, wenn mal was danebengeht zieht das auch schnell in die Haut ein. Außerdem ist mir aufgefallen, dass Lip-stain die Haut austrocknet. Einen riesigen Vorteil hat er jedoch: Er ist kussfest!

**CREME-LIPPENSTIFT** ist mein absoluter Favorit. Er lässt sich gut auftragen, versorgt die Lippen und sieht mit seiner halbglänzenden Wirkung immer gepflegt aus.

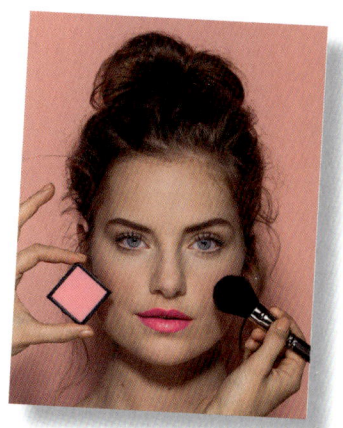

**WASSERFEST** Diesen Lippenstift finde ich weniger angenehm. Die Textur ist meistens hart und trocknet die Lippen aus. Er ist ideal, wenn der Lippenstift den ganzen Abend halten muss. Ich würde allerdings lieber zweimal öfter zur Toilette gehen und nachziehen, als wasserfesten Lippenstift zu verwenden.

**LIPS & CHEEKS** ist superpraktisch, wenn man in Eile ist. Man verwendet das gleiche Produkt für Wangen und Lippen. Ich finde es meistens hübsch, wenn Lippen und Wangen den gleichen Farbton haben. Es muss nicht genau die gleiche Farbe sein, aber sie sollten aus einer Farbfamilie sein. Sonst sieht es schnell etwas unordentlich oder ungepflegt aus.

# FARBE

Kleopatra machte ihre Lippen mit Käferblut rot. Diese Zeiten sind zum Glück vorbei. Es gibt heutzutage eine breite Palette an schönen Lippenstiftfarben. Das Wichtigste hierbei ist, dass einem die gewählte Farbe richtig gut gefällt. Da hilft nur ausprobieren. Man sollte dabei einige Faustregeln im Hinterkopf haben. Erstens: Je dunkler die Farbe, desto kleiner wirkt der Mund. Bei schmalen Lippen also kein Dunkelviolett oder Bordeauxrot wählen. Lippen sehen außerdem in hellen, frischen Farben meistens am schönsten (und am jüngsten!) aus. Nicht einfach einem Trend folgen. Eine Farbe, die einer Freundin gut steht, kann bei einem selbst ganz anders wirken. Auch hier ist die Hautfarbe entscheidend. Bei heller Haut sehen Hellrosa, Blassrosa, Pfirsichfarben, helles Korall oder Nude am schönsten aus. Kräftige Farben können auch super aussehen, es sollten allerdings frische, nicht zu dunkle Farben sein. Diese eignen sich auch für den mittleren Hauttyp, es darf aber ruhig eine wärmere Nuance mit höherem Pigmentanteil sein. Dem dunklen Hauttyp steht Knallrot oder ein warmer Orangeton, aber auch Fuchsia oder Weinrot. Sie sorgen für einen hübsch leuchtenden Effekt. Hellbraune Farbtöne sehen bei diesem Typ am natürlichsten aus. Bei tiefdunkler Haut sieht Violett, Bordeaux oder Schokoladenbraun toll aus. Karamell ist die Variante für das natürlich wirkende Make-up.
Vorsicht mit Lippenstiftfarben, die heller als die eigene Lippenfarbe sind: Sie wirken schnell stumpf und grau.

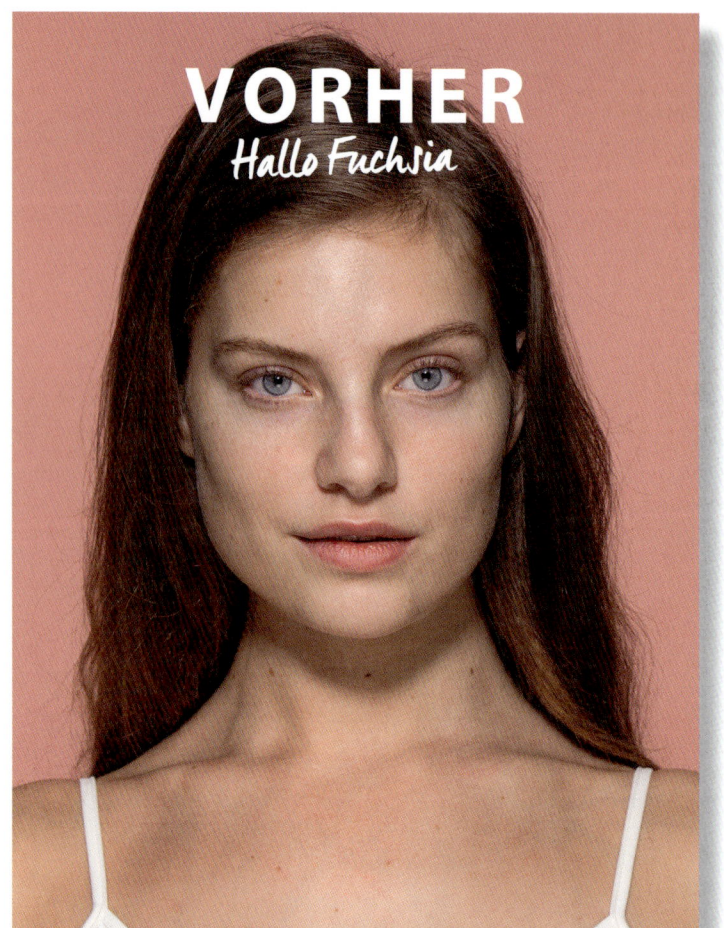

# VORHER
## Hallo Fuchsia

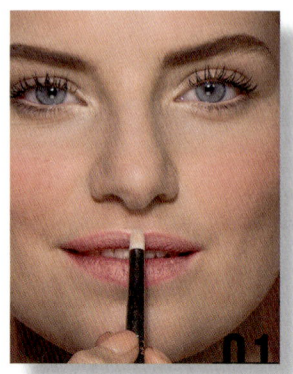

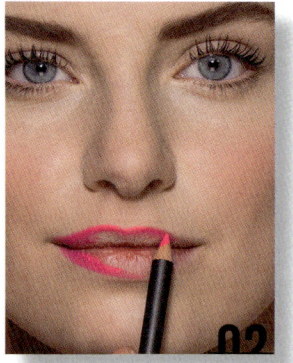

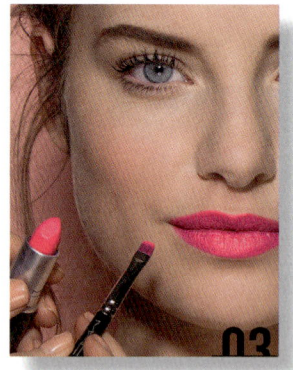

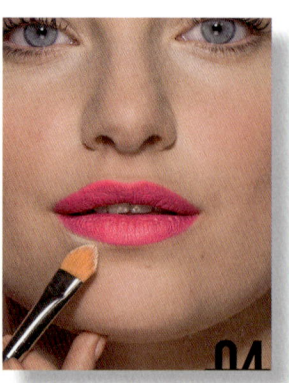

Nach dem Vorher-Foto habe ich zunächst ein leichtes Basis-Make-up aufgetragen. SCHRITT 1: Bei dieser sommerlichen Lippenfarbe trage ich gerne etwas Highlighter auf den Amorbogen auf. SCHRITT 2: Den natürlichen Schwung der Lippen mit einem Konturenstift in der eigenen Lippenfstiftarbe nachziehen. Eventuell eine Nuance dunkler wählen, um mehr Kontur zu erzielen, aber anschließend immer gut verwischen. SCHRITT 3: Nun die Lippen mit dem Lippenstift ausmalen. SCHRITT 4: Eventuell mit Concealer die Kontur verstärken oder korrigieren.

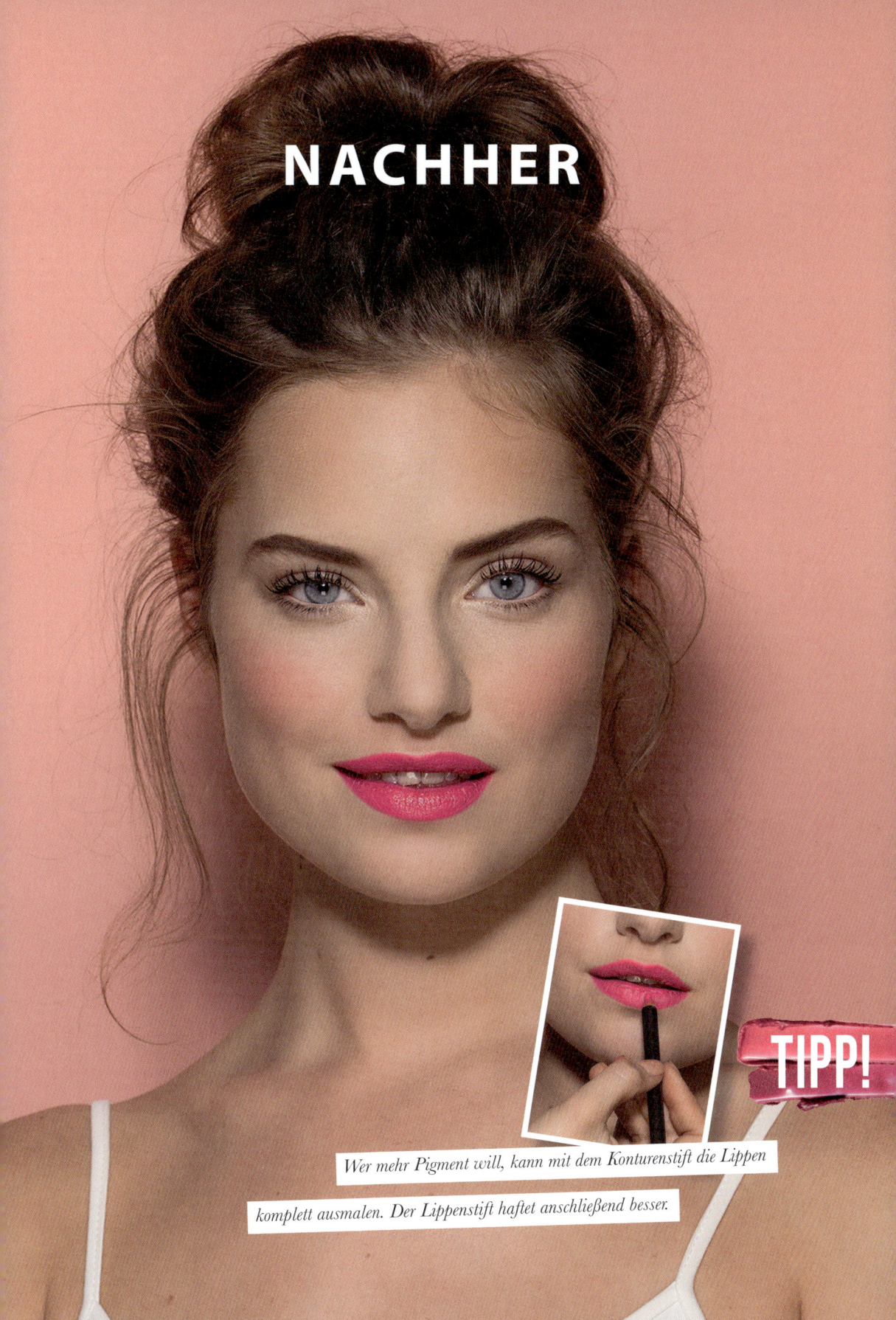

NACHHER

TIPP!

*Wer mehr Pigment will, kann mit dem Konturenstift die Lippen*

*komplett ausmalen. Der Lippenstift haftet anschließend besser.*

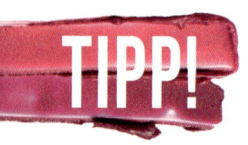

**TIPP!**

## LIPPEN-STATEMENT

Das Augen- und Lippen-Make-up sollte im Gleichgewicht sein. Smokey Eyes gehören nicht zu knallroten Lippen. Wenn die Lip-pen im Mittelpunkt stehen sollen, sollte das Augen-Make-up dezent sein. Geschwungene Wimpern mit schwarzer Wimperntusche sehen dann am besten aus, schön klassisch und sophisticated.

## GLITZERNDER LIPPENSTIFT

Lippenstift mit Perlmuttglanz oder glitzernden Partikeln oder Lip-gloss sehen oft toll aus, können auf den Lippen aber auch einen weißlichen Effekt haben. Das Glitzern reflektiert das Licht, der Mund sieht dadurch kleiner aus. Für schmale Lippen oder ältere Lippen ist er daher weniger gut geeignet. Ich setze diese Produkte äußerst selten ein, für meinen Geschmack ziehen sie zu viel Auf-merksamkeit auf sich.

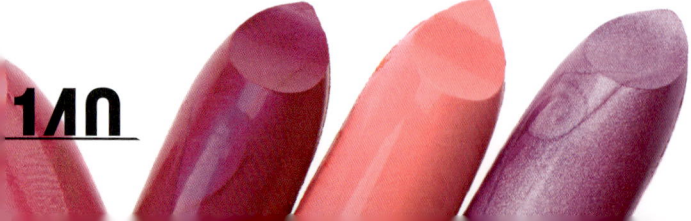

## LIPPENFALTEN

Die eine ist stärker betroffen als die andere, aber was kann man dagegen tun? Lächeln und Küssen hilft, aber leider ist das oft nicht genug. Eine retinolhaltige Lippencreme kann helfen. Retinol ist die reine und wirksamste Form von Vitamin A und gilt als Faltenkiller. Es ist nicht nur ein starkes Antioxidans, es wirkt auch zellkommunikationsfördernd, das heißt, es besitzt die Fähigkeit, Zellen dazu anzuhalten, sich wie normale, gesunde Hautzellen zu verhalten. Es stimuliert die Kollagenproduktion, die Haut wird elastischer, die schädliche Wirkung der Sonne oder vom Rauchen wird abgemildert. Außerdem sollte man darauf achten, dass man genügend Vitamine zu sich nimmt, besonders Betacarotin, die Vorstufe des Vitamin A.

## ROTER LIPPENSTIFT

„Rote Lippen stehen mir nicht", das höre ich recht häufig. Es kann sein, dass man sich damit nicht wohlfühlt, beispielsweise weil rote Lippen ziemlich auffallen, es ist aber auch möglich, dass man nur noch nicht den passenden Rotton gefunden hat. Bei heller oder Porzellanhaut sieht in der Regel ein roter Lippenstift mit einem kühlen, frischen Unterton am besten aus. Positiver Nebeneffekt: Die Zähne wirken dadurch weißer. Für den klassischen Look sollte man einen Lippenstift mit einem wärmeren Unterton ausprobieren. Dem mittleren Teint steht auch ein Unterton in Fuchsia sehr gut. Zu eher olivfarbenen Teints sieht ein roter Lippenstift mit orangen Untertönen oft sehr hübsch aus.

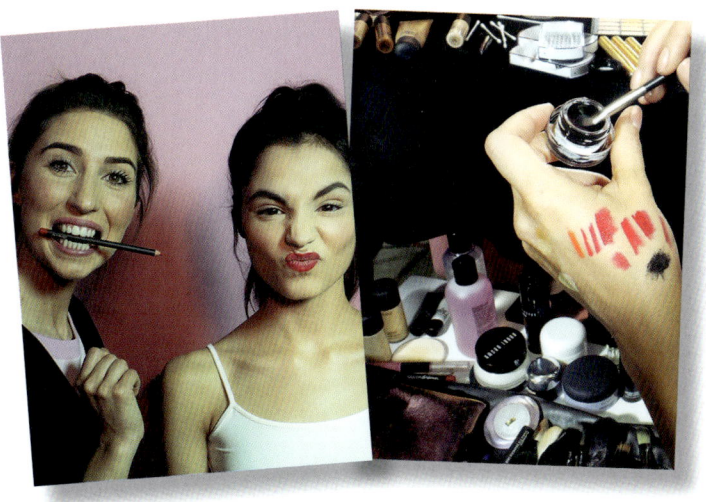

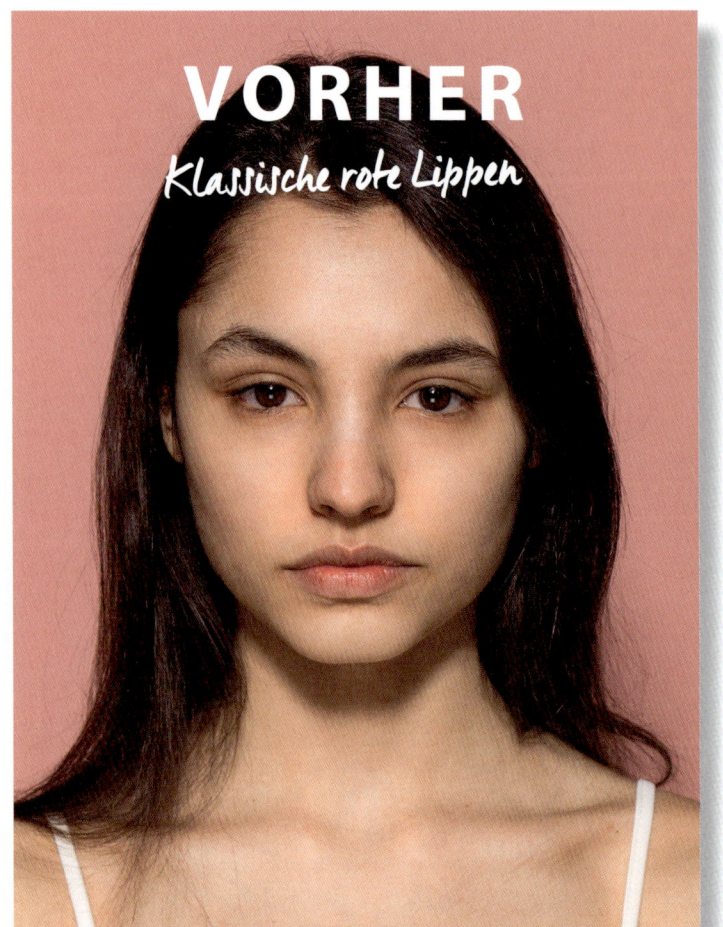

VORHER

*Klassische rote Lippen*

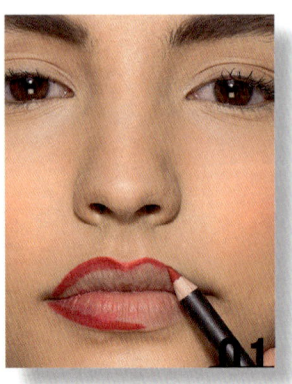

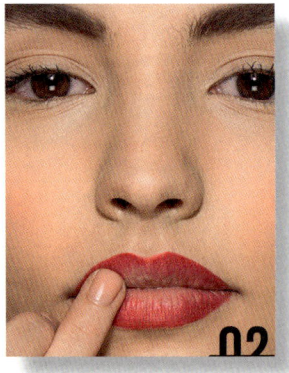

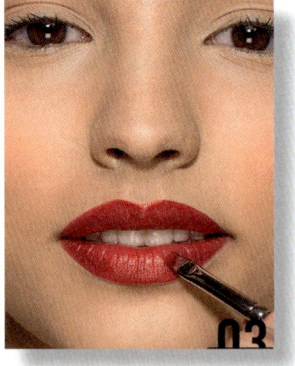

Nach dem Vorher-Foto habe ich zunächst ein leichtes Basis-Make-up aufgetragen. SCHRITT 1: Die natürlichen Konturen mit einem roten Lippenkonturenstift nachziehen. SCHRITT 2: Die Linie sanft nach innen wischen, ohne die Kontur zu verwischen. SCHRITT 3: Die Lippen nun mit dem Lippenstift ausmalen. SCHRITT 4: Die Lippenkontur, falls nötig, etwas korrigieren, dafür mit Concealer und einem spitzen Pinsel den Rand nachziehen. Verblenden nicht vergessen, sodass der Concealer nicht sichtbar ist.

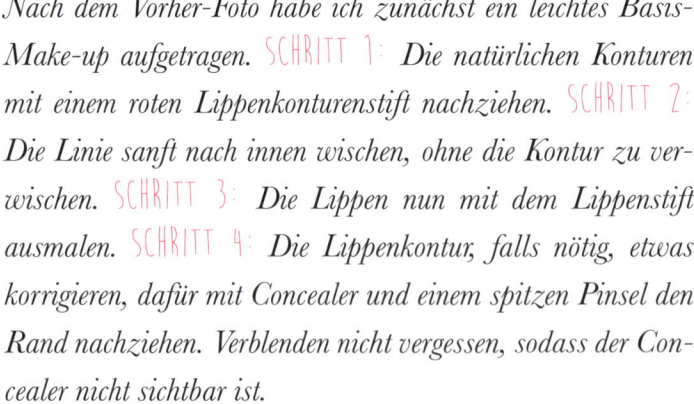

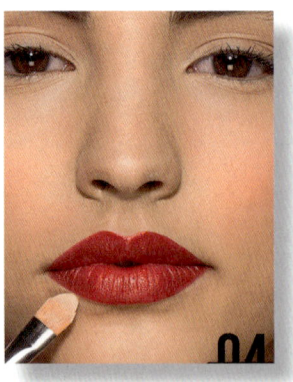

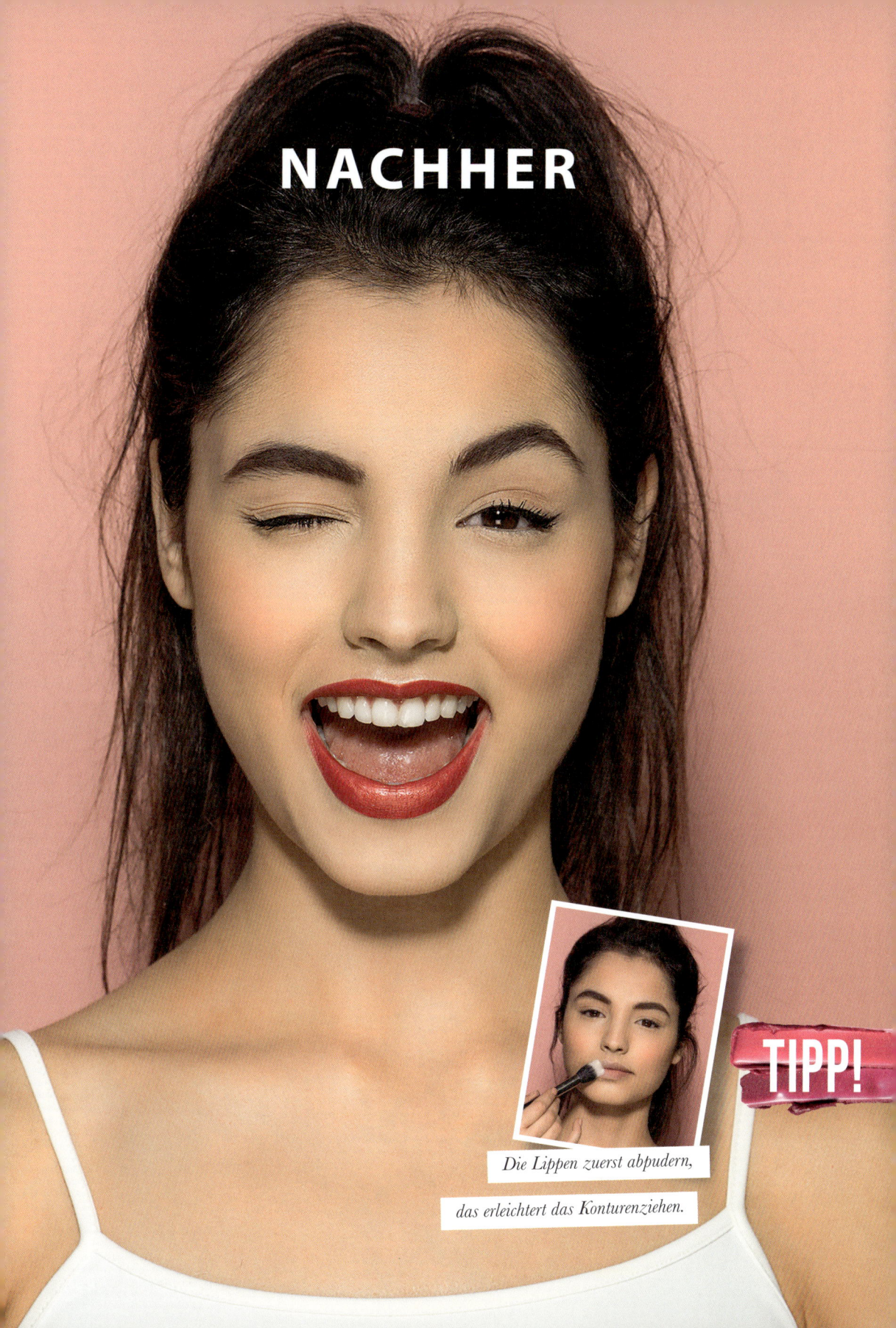

NACHHER

TIPP!

*Die Lippen zuerst abpudern,*

*das erleichtert das Konturenziehen.*

# CELEBRITIES

WIE SIE AUSSEHEN UND WIE ICH DAS HINBEKOMME

*Aufwachen und sich einfach schön fühlen!*

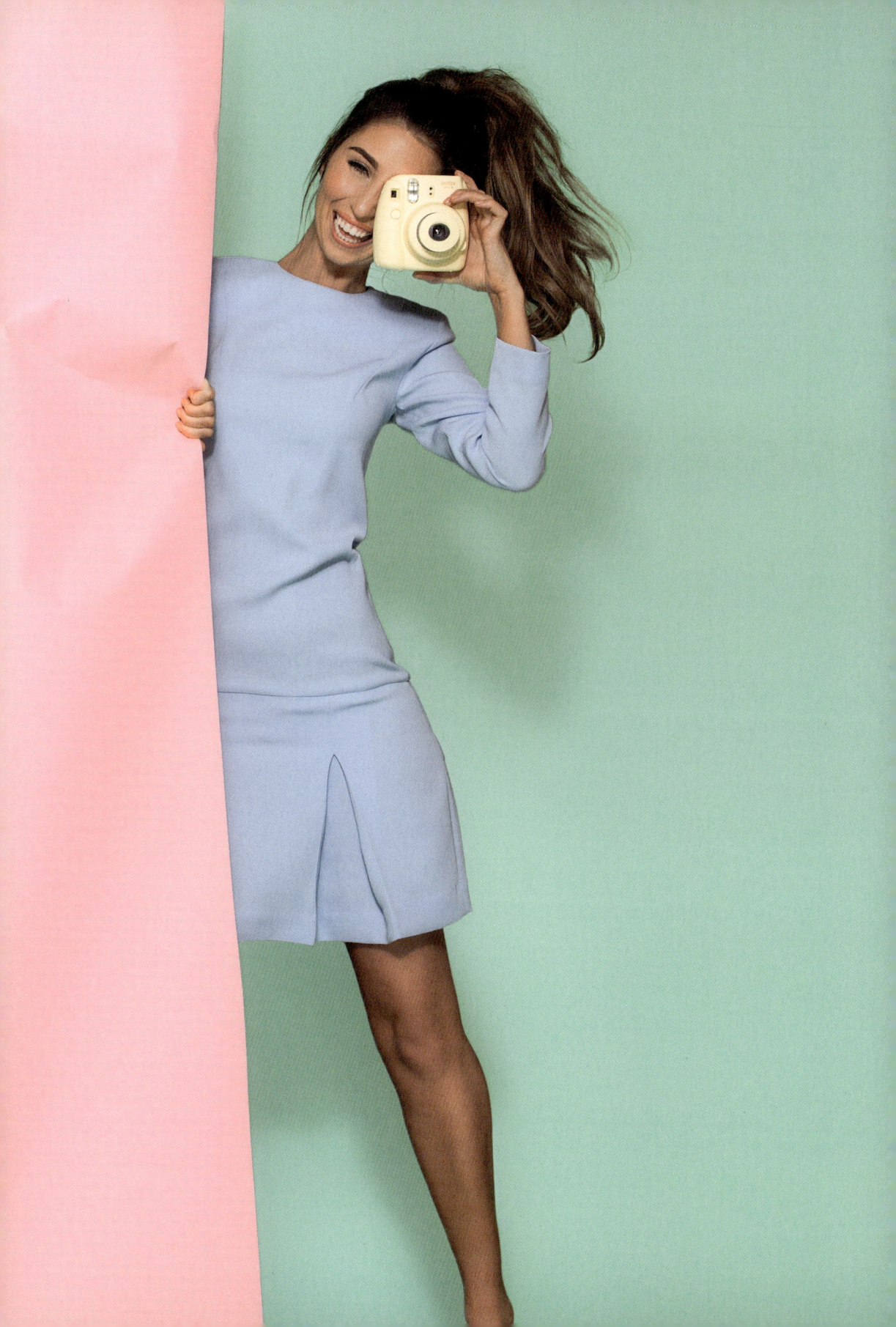

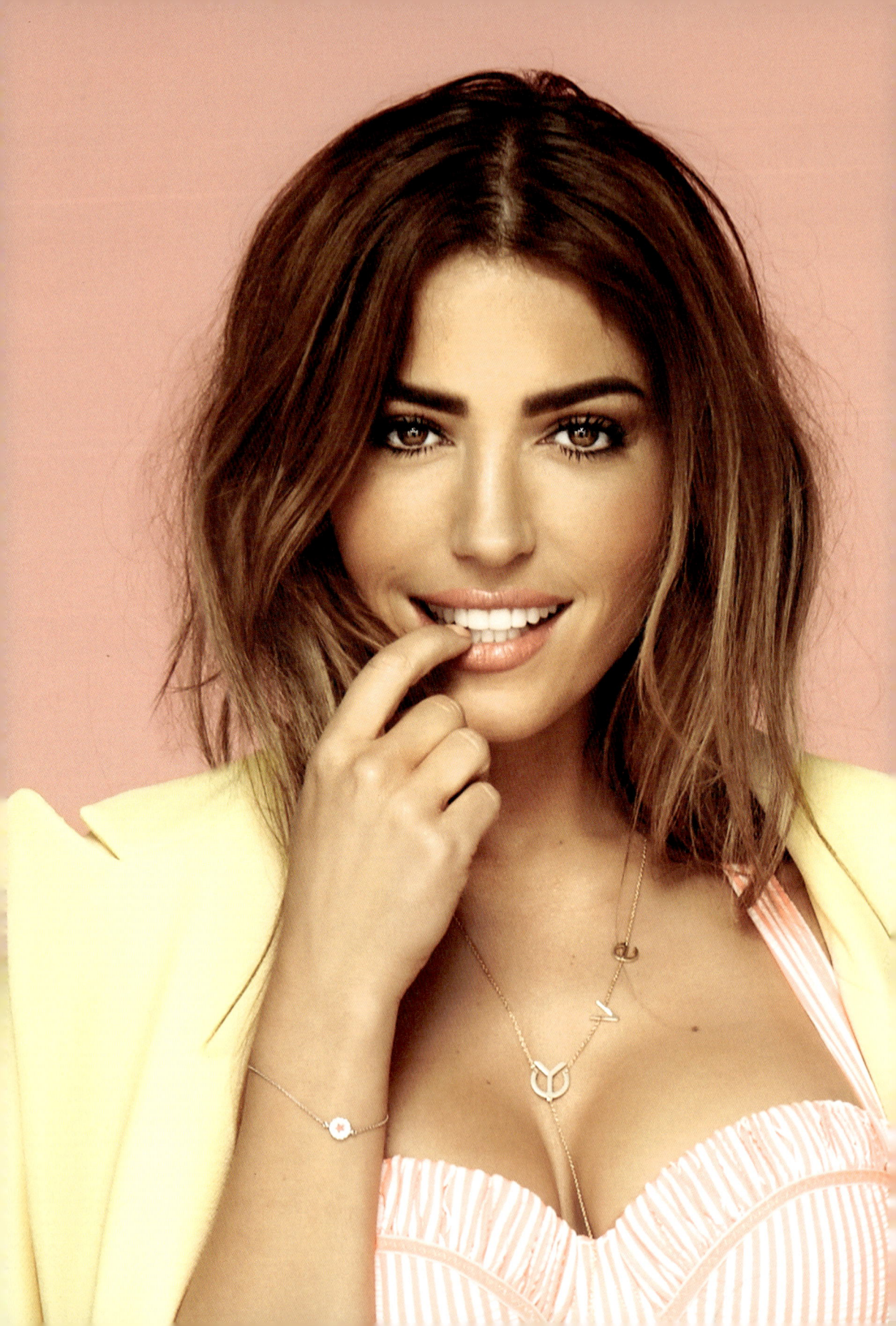

# MAKE-UP YOLANTHE SNEIJDER-CABAU

Mit meiner Schwester zu arbeiten ist immer ein wahres Vergnügen. Unter anderem wegen ihr wollte ich Make-up-Artistin werden. Wir haben ein gutes Gespür füreinander, das macht die Zusammenarbeit superangenehm.

Weil es hier um ein sommerliches Shooting mit ebensolchen Farben geht, habe ich mich entschieden, ihr einen natürlichen, sanften Urlaubsteint zu zaubern!

- Als Erstes trage ich Tages- und Augenpflege auf.
- Dann massiere ich mit sanft kreisenden Bewegungen eine BB-Cream ein.
- Bronzer sorgt für den sanften Urlaubsteint. Yolanthe hat von Natur aus hübsche Wangenknochen, die muss ich also nicht besonders herausarbeiten.
- Anschließend verleihe ich dem Gesicht etwas frische Farbe, indem ich einen hellrosa, leicht pfirsichfarbenen Blush auftrage.
- Ein wenig Concealer unter die Augen, zwischen die Brauen und etwas Brightener auf die Wangenknochen sowie entlang der Nasenflügel und Brauen.
- Noch etwas Highlighter auf den Nasenrücken und in die Augenwinkel.
- Ihre Augenbrauen sind von Natur aus schön geformt und voll, ich bringe sie nur mit ein bisschen Augenbrauen-Gel in Form.
- Den Lidbogen akzentuiere ich mit einem dunkelbraunen matten Lidschatten, zum Außenwinkel hin mache ich ihn etwas dunkler und ziehe ihn sanft bis zum unteren Wimpernrand. Ich verwende einen hautfarbenen Kajal.
- Anschließend forme ich die Wimpern und trage drei Schichten Wimperntusche auf.
- Für die Lippen verwende ich einen farbigen Lippenkonturenstift und etwas Gloss.
- Die Haare nonchalant frisieren. Und es kann losgehen!

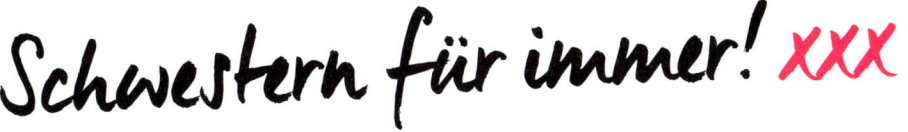

Schwestern für immer! xxx

# MAKE-UP DO

Sängerin und Fernsehmoderatorin, Dominique Rijpma van Hulst, bekannt als Do. Ich arbeite supergern mit Do, sie ist relaxed, cool und extrem witzig! Ich finde es einfach großartig, wenn sie in meinem Schminkstuhl sitzt und einen Song probt; Ihre Stimme macht mich richtig fröhlich!
Für dieses Shooting habe ich mich für einen frischen Strandlook entschieden.

- Ich trage selbstverständlich zuerst etwas Tages- und Augencreme auf.
- Anschließend lasse ich mit einer flüssigen Foundation ein paar kleine Unebenheiten verschwinden.
- Concealer kommt unter die Augen und entlang der Nase.
- Mit Bronzer verleihe ich dem Teint einen wärmeren Ton.
- Dos Augenbrauen haben eine schöne Form; da sie für das Foto etwas zu hell sind, mache ich sie mit einem taupefarbenen Augenbrauenpuder ganz dezent etwas dunkler.
- Anschließend bringe ich sie mit ein bisschen Augenbrauen-Gel in Form.
- Do hat superschöne blaue Augen, aber es ist nur wenig von dem beweglichen Augenlid sichtbar, deswegen trage ich bei ihr immer einen kräftigen schwarzen Lidstrich auf, den ich nach oben blende, um dem Auge mehr Tiefe zu geben.
- Danach schattiere ich den Lidbogen sanft mit Lidschatten in Erdtönen, das lässt ihre Augen besonders strahlen. Außerdem verstärkt es die plastische Wirkung.
- Ich füge einzelne kurze, falsche Wimpern ein, um diesen wundervollen Augen noch mehr Ausdruck zu verleihen. Anschließend wird dezent getuscht.
- Zum Abschluss ein wenig Gloss auf die Lippen. Fertig ist der Strandlook.

## Ich liebe ihre Stimme!

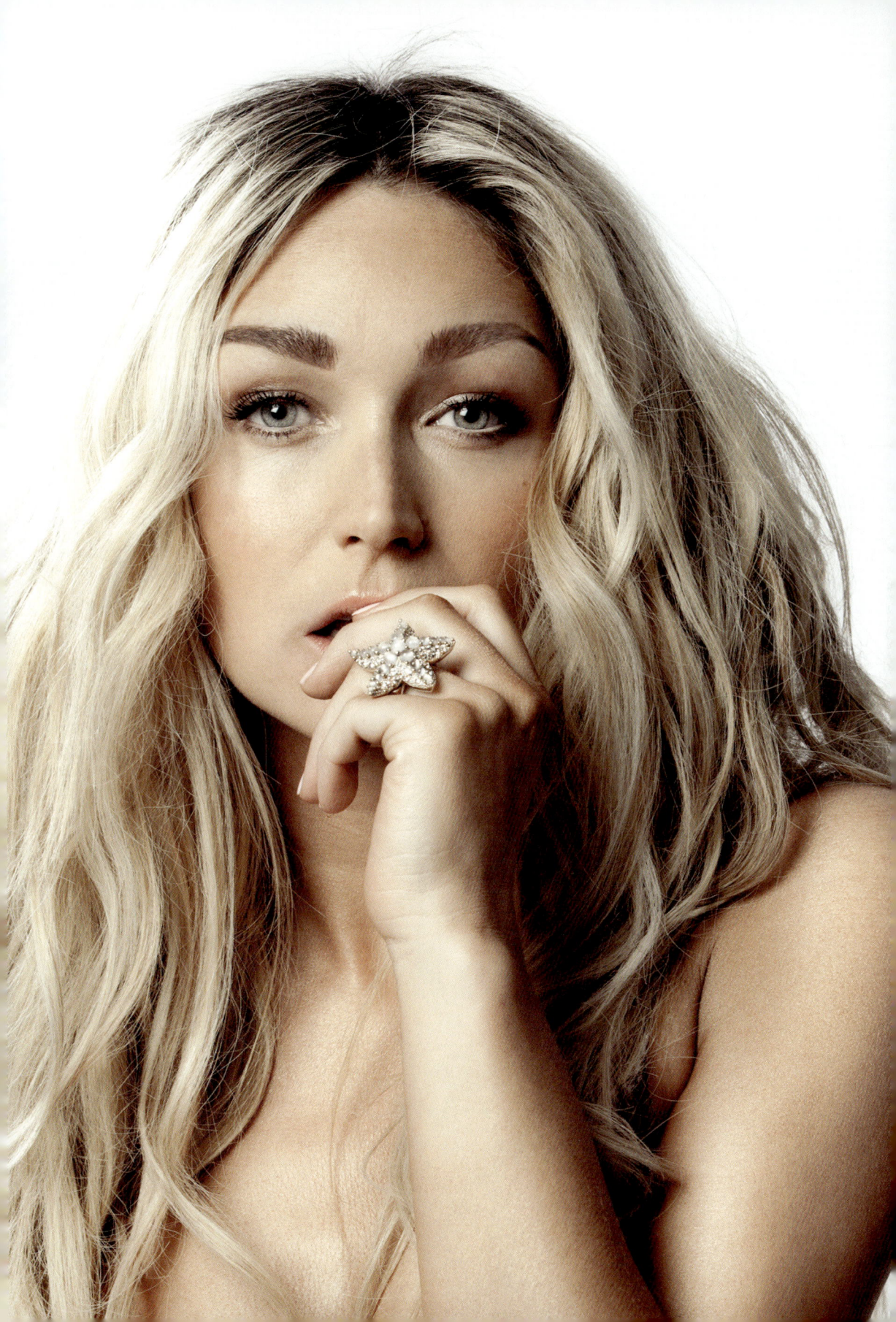

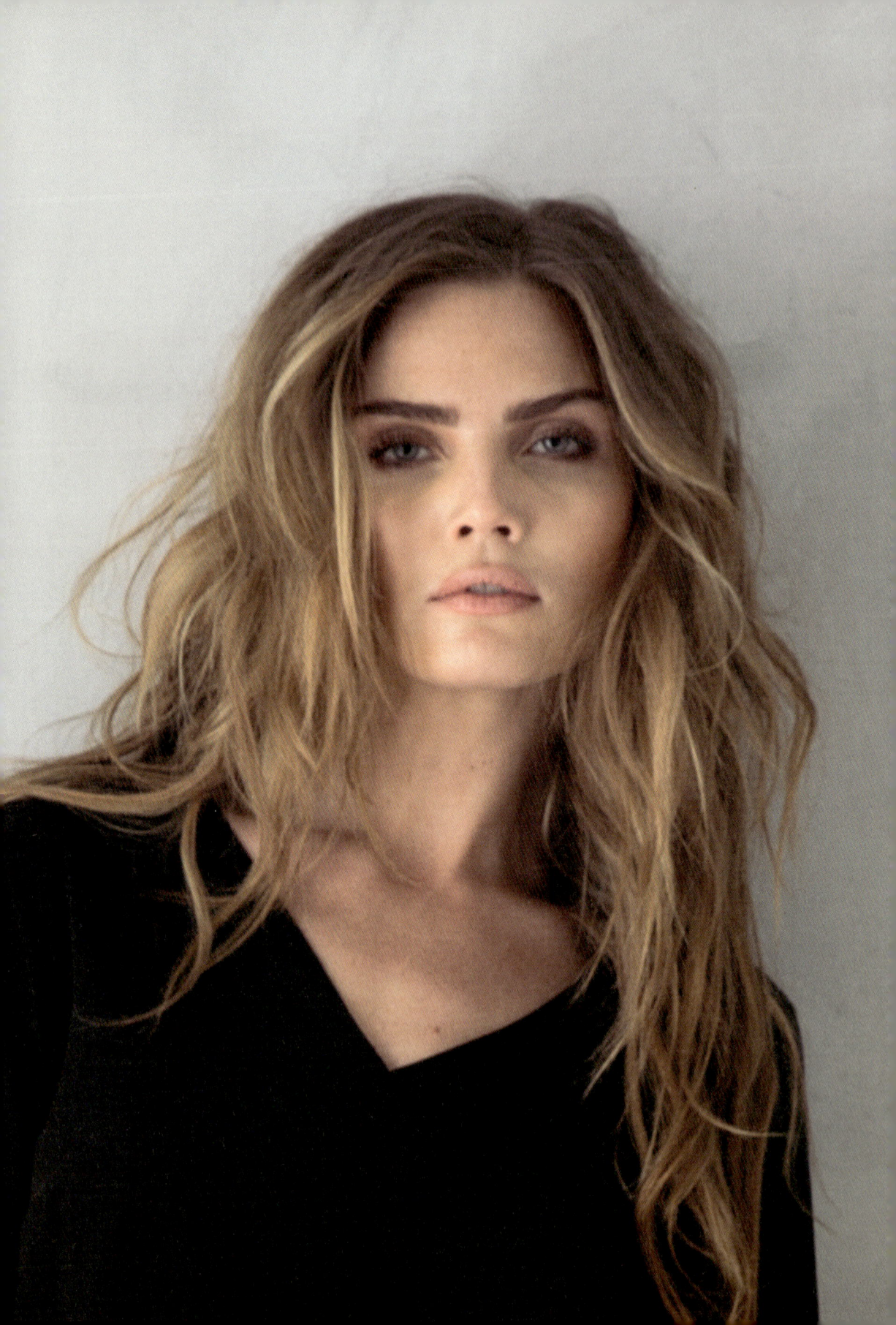

# MAKE-UP KIM FEENSTRA ...........................................

Kim ist Schauspielerin und Model und eine total verrückte Frau. Es ist immer ein Riesenspaß, mit ihr zu arbeiten. Und es ist wirklich fantastisch, wie viele verschiedene Make-ups bei ihr toll aussehen. Dieses Shooting ist im Auftrag einer Jeansmarke, also entscheide ich mich für ein cooles, frisches Make-up.

- Tages- und Augencreme darf natürlich nicht fehlen, dann kommt eine dezente flüssige Foundation.
- Ich trage nur einen Hauch Cremeblush auf, es soll ja cool wirken und Blush kann etwas lieblich wirken.
- Ein bisschen Highlighter auf den Nasenrücken, den Amorbogen und in die Augenwinkel, das wirkt frisch.
- Kim hat etwas tief liegende Augen, deswegen kommt nur ein Hauch Lidschatten auf den Lidbogen. Stattdessen lege ich den Akzent auf einen verblendeten Lidstrich, den ich am äußeren Augenwinkel mit einem terrakottafarbenen Lidschatten etwas nach oben blende. Das verstärkt ihre eigene Augenfarbe.
- Ich verblende dezent auch unter dem Auge, etwa bis zur Mitte der Augen und lasse ihn sich im Nichts auflösen. So bleiben die Augeninnenwinkel offen, das sorgt für Frische.
- Kims Augenbrauen sind schön voll, also reicht ein bisschen Augenbrauen-Gel völlig aus. Ich wähle eine Nuance dunkler als den Lidschatten, so wirken sie noch voller. Ich blende alles gut nach innen und tupfe noch etwas Lidschatten dazwischen.
- Für die Haare einen lässigen Wuschellook. Fertig, so rockt sie das Shooting!

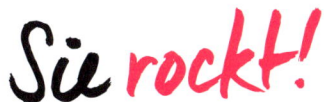

Sie rockt!

# MAKE-UP SYLVIE MEIS, (EX VAN DER VAART)

...............

Bei diesem Fotoshooting standen wir auf dem Dach des Piccadilly Circus in London. Es herrschten zu diesem Zeitpunkt etwa 30 Grad Celsius! Dies ist nicht nur eines meiner absoluten Lieblingsshootings, sondern gleichzeitig auch mein Lieblings-Make-up für Sylvie. Wir wissen voneinander immer, wo wir hinwollen – so lässt es sich entspannt arbeiten.

Hier habe ich mich für einen nonchalanten, sexy Look entschieden: volle Augenbrauen, schöne Wimpern, sophisticated Smokey Eyes und schimmernde Haut, schließlich findet diese Shooting mitten im Hochsommer statt.

- Als Erstes trage ich hier Sonnenschutz mit LSF 30 auf. Dann kommt Augencreme. Anschließend mische ich eine flüssige Foundation mit einer feuchtigkeitsspendenden Tagescreme.
- Ein wenig Concealer unter die Augen und zwischen die Brauen.
- Danach tupfe ich etwas Brightener entlang der Nasenflügel, auf die Wangenknochen und in die Mitte des Kinns.
- Mit Bronzer gehe ich entlang des Haaransatzes nach unten, entlang der Wangenknochen und der Kinnlinie.
- Dezent aufgetragener rosa-pfirsichfarbener Blush macht den Teint noch etwas weicher.
- Ein Tupfen Highlighter auf den Amorbogen macht ihre schönen Lippen noch sexyer. Dann tupfe ich noch etwas Highlighter in die Augenaußenwinkel.
- Mit dichten Bandwimpern werden ihre Mandelaugen extra akzentuiert.
- Mit Wimperntusche vollende ich das Wimpern-Make-up.
- Ich verwende einen dunkelbraunen, matten Lidschatten für den Lidbogen, ich verblende mit dem gleichen Puderblush, den ich davor verwendet habe. Das wirkt sanft und frisch. Den braunen Lidschatten blende ich auch auf das untere Augenlid. Erdtöne betonen ihre blauen Augen besonders schön.
- Hautfarbener Kajal auf der Wasserlinie verleiht den Augen dieses gewisse Extra-Strahlen.
- Zum Abschluss tupfe ich auf die Lippen hellrosa Lippenstift.
- Die Haare lässig stylen. Fertig für das Shooting.

Echt heiß, Frau Meis!

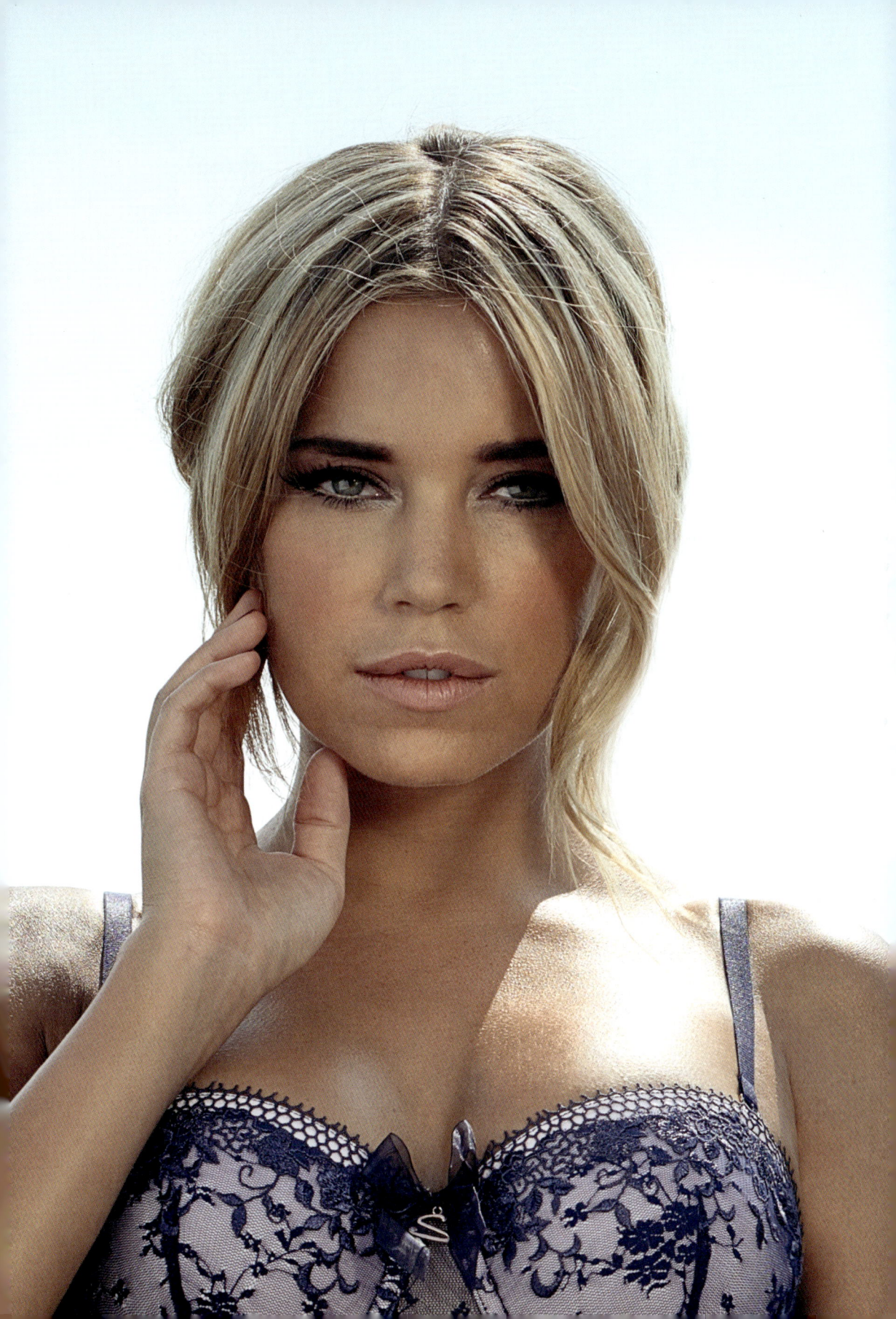

# EINKAUFSLISTE

Dies ist eine Liste für alle Fälle. Natürlich braucht man nicht alles jeden Tag, aber wer schlau ist, ist vorbereitet!

- 3 Farbnuancen Foundation
- 2 Farbnuancen Concealer
- Fixierpuder
- Bronzer
- Blush/Rouge
- Highlighter
- 2 Nuancen Augenbrauenpuder
- Augenbrauen-Gel
- schwarzer Konturstift/Kajal
- 3 matte Lidschattenfarben: 1 hautfarbener,
  1 mittlerer Erdton und 1 dunkler Erdton
- hautfarbener Kajalstift
- Mascara/Wimperntusche
- Lippenkonturenstift in der Farbe der Lippen
- 1 dezenten, hellen Lipgloss
- Kokosöl (für Hände, Zähne und Haar)
- Sonnenschutz
- Tagescreme
- Nachtcreme
- Reinigungsprodukte für das Gesicht
- Pinselreiniger (mit Alkohol oder Panthenol)

## MAKE-UP ZUM MITNEHMEN ........................................

- schwarzer Konturenstift/Kajal
- hellrosa beziehungsweise pfirsichfarbener Lippenstift, der sich
  auch für die Wangen eignet
- Bronzer
- Kompaktpuder zum Fixieren, am besten mit Spiegel
- Zahnstocher
- Mundspray
- Minifläschchen Parfum
- eventuell ein umfunktioniertes Kontaktlinsendöschen mit sowohl
  dem Lieblingslippenstift als auch der passenden Foundation

## WERKZEUGE ..................................................

- Wimpernzange
- Pinsel
- Taschenspiegel
- Wattestäbchen

# MAKE-UP-PINSEL

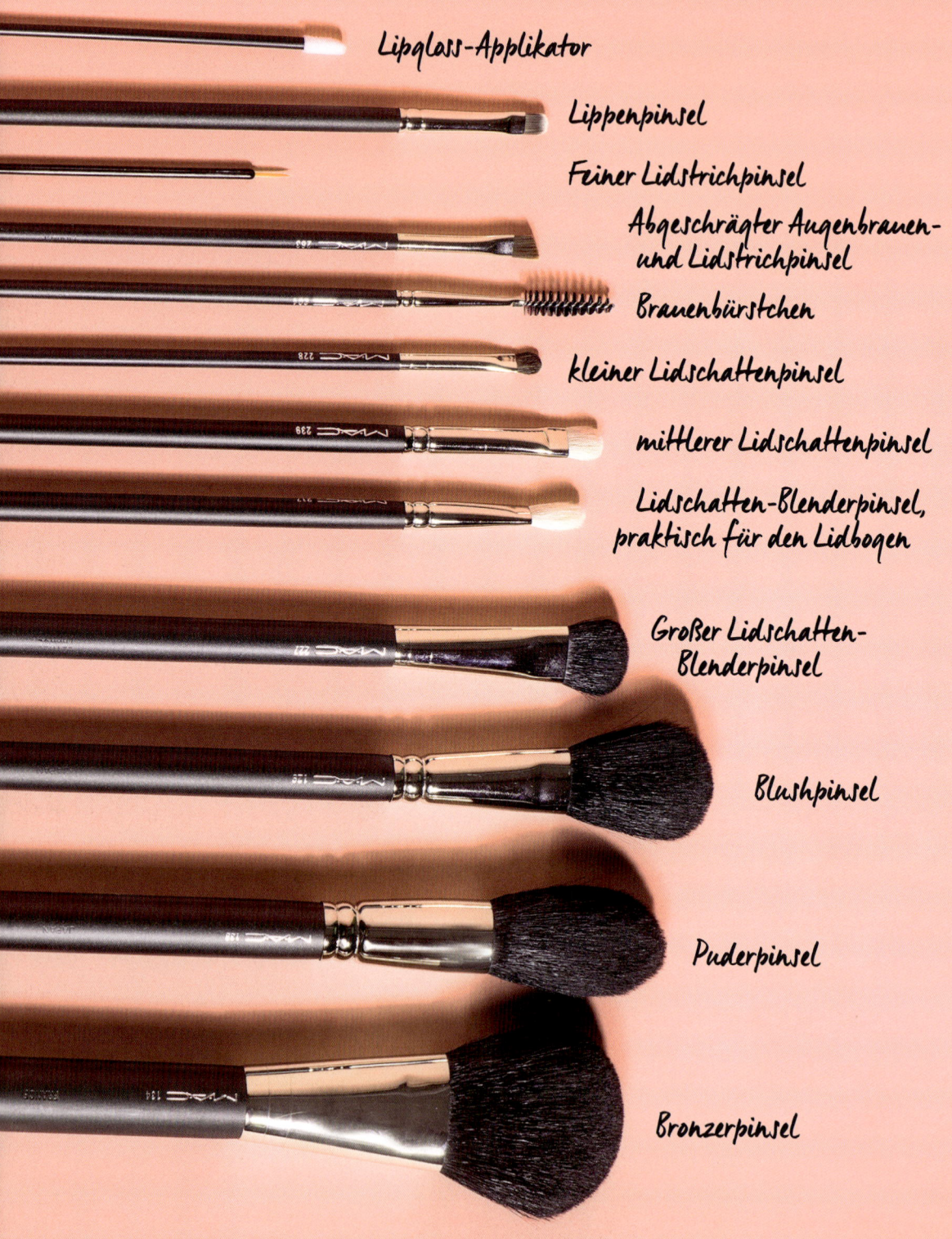

Lipglass-Applikator

Lippenpinsel

Feiner Lidstrichpinsel

Abgeschrägter Augenbrauen-
und Lidstrichpinsel

Brauenbürstchen

kleiner Lidschattenpinsel

mittlerer Lidschattenpinsel

Lidschatten-Blenderpinsel,
praktisch für den Lidbogen

Großer Lidschatten-
Blenderpinsel

Blushpinsel

Puderpinsel

Bronzerpinsel

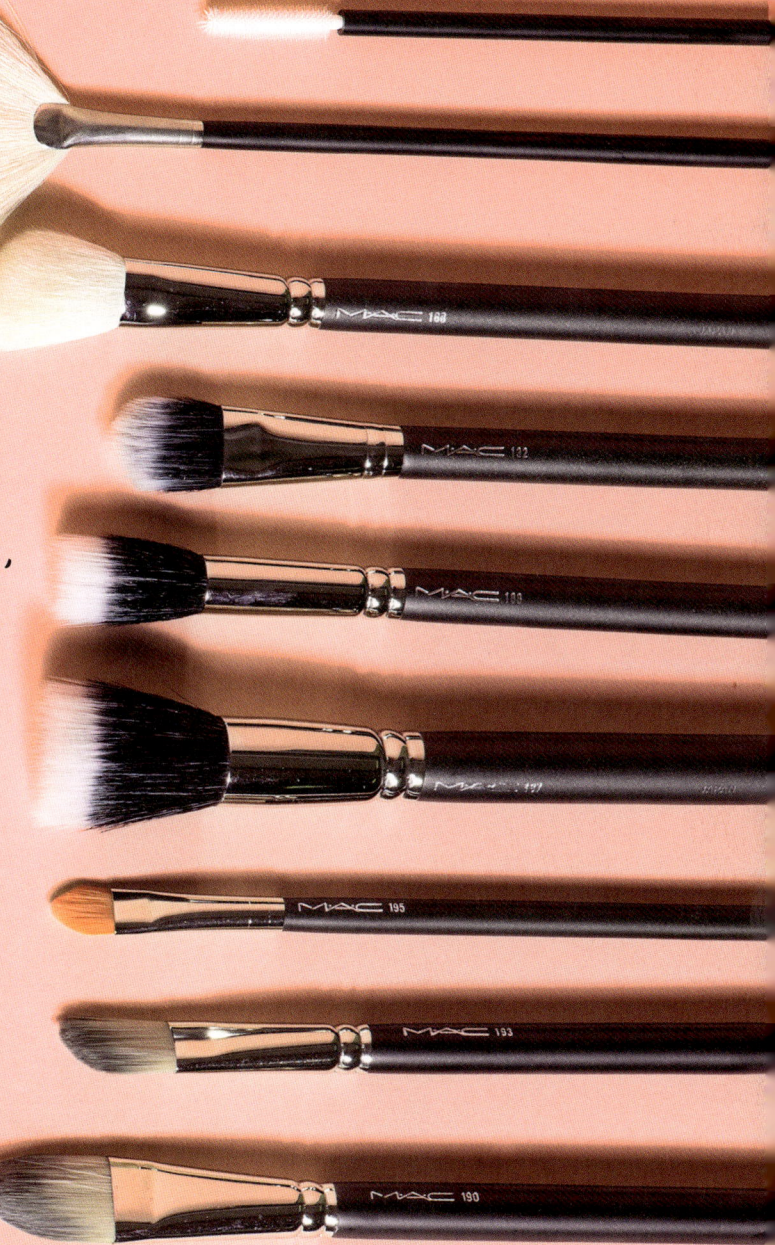

Wimperntusche-/Augenbrauen-Gel-Applikator

Fächerpinsel für Puder

abgeschrägter High-
lighterpinsel (auch
für Blush)

Blenderpinsel
für Concealer

feiner Blenderpinsel,
z. B. für Blush/Rouge

großer Blenderpinsel, z. B.
für Foundation,
Bronzer und Blush

ovaler Concealerpinsel

großer abgeschrägter
Concealerpinsel

Foundationpinsel

Natürlich braucht man nicht all diese Pinsel ...
Mit jeweils einem Bronzer-, Lidschatten- und Blushpinsel
ist man bereits gut ausgestattet.

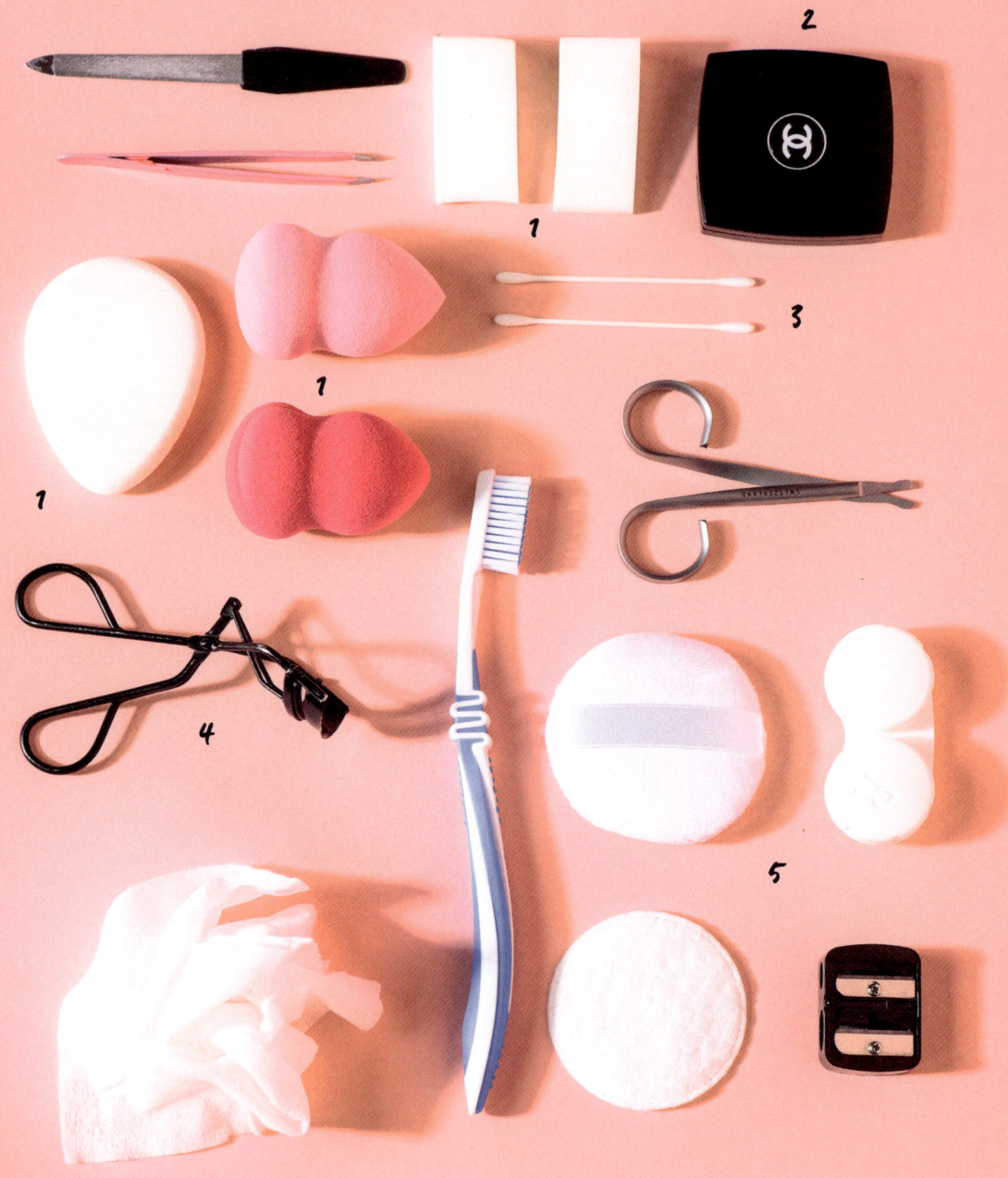

1. Make-up-Schwämmchen (für Foundation)
2. Taschenspiegel
3. Wattestäbchen, praktisch zum Korrigieren
4. Wimpernzange
5. Puderquast oder -schwämmchen, mit den Fingern in der Schlaufe kann man verhindern,
   dass man beim Schminken das übrige Make-up ruiniert

# DANKSAGUNG ·················································································

Nie im Leben hätte ich mir vorstellen können, wie viel Arbeit es ist, ein Buch zu machen! Und dann war ich beileibe nicht die Einzige, die mehr als hart an diesem Buch gearbeitet hat. Für mich war es eine außergewöhnliche Erfahrung, die ich nie vergessen werde. Und ich würde es jederzeit wieder tun!

Ohne die folgenden Personen hätte ich dieses Buch nie realisieren können:

Beer, meine große Liebe, vielen Dank für deine Liebe, dein Vertrauen und deine unendliche Geduld, und dafür, dass du immer das Beste aus mir herauskitzelst. Yolanthe, danke, meine liebe Schwester, dass du immer an mich glaubst, und dafür, dass du mich immer wieder beruhigt hast.

Mama, Dik, Fieke, Willem, Noor, Patrick, Wesley, Serge und Kalin, danke für eure Begeisterung, Unterstützung und Hilfe.

Manouk, Jelle und Madilon, danke für eure Freundschaft und Hilfe. Frederika, danke für deine grenzenlose Begeisterung, deine Witze und all die harte Arbeit. Yolande, danke für all deinen Einsatz und dafür, dass du die Planung so gut überwacht hast – ohne dich wären wir auch in den nächsten zwei Jahren noch nicht fertig. Daniël, danke für deine große Geduld und dafür, dass ich mir nicht den Kopf über komplizierte Rechtschreibregeln zerbrechen musste. Roos, danke dafür, dass du auch nach 100 E-Mails am Tag noch immer so begeistert bist wie am Anfang. Robin, danke für dein Vertrauen in dieses Buch. Carlijn, danke, du hast vom ersten Moment an an dieses Buch geglaubt. Karen, vielen Dank für die großartige Hilfe beim Textlayout. Otto, danke für die wundervollen Fotos und fürs Mitdenken. Jesse, danke für deine umwerfende Kreativität und deine Geduld mit meinen zahllosen WhatsApp-Nachrichten. Bertil, danke für deine unendliche Geduld und deinen großen Einsatz. Haje, danke dafür, dass du kurzfristig eine geniale und übersichtliche Zeitplanung mit meinen wundervollen Modellen auf die Beine gestellt hast. Maartje, danke für deine Geduld und dein offenes Ohr. Tessa, danke für deine kreativen Marketingideen. Marianne Schönbach, danke für die richtige Einschätzung gleich zu Beginn. Sylvie, Do und Kim, danke für euren bezaubernden Auftritt in meinem Buch.

Last, but not least möchte ich all denjenigen danken, die irgendwann einmal in meinem Kosmetikstuhl saßen. Für die Inspirationen und die Fragen, die mich zum Nachdenken angeregt haben und die letztendlich zu diesem Buch geführt haben.

# REGISTER

Augen 96–111
- Augen-Make-up, strahlendes 99ff.
- Lidstrich 106–111
- Lidstrich-Varianten 106
- Smokey Eyes 102–105

Augenbrauen 80–95
- Epilieren/Zupfen 81ff., 90f.
- in Form bringen 86f.

Augencreme 15
Augenringe 16, 51

Bewegung 25
Blush 68–73
Bronzer 60–67

Concealer 46–53

Foundation 34–45

Einkaufsliste 154f.
Eischnee 27
Ernährung 24

Gesichtsmasken 15

Hände 20
Haut 12f.
- Fältchen 16
- Krähenfüße 16, 74
- Lichtschutzfaktor 28f.
- Poren 17
- reinigen 13
- scrubben 17
- sonnen 28f.

Hauttypen 12f.
Highlighter 74–79
Honig 27

Kokosöl 27

Lippen 128–143
- hydratisieren 128
- Konturenstift 130
- Konturen korrigieren 131
- Lipliner 130, 132f.
- Lippenfalten 141
- Lippenstift 133, 136f., 140f.
- Lipstain 136

Mandelöl 27

Nachtcreme 14
Nägel 18

Pinsel 156f.
Puder 54–59

Remover 123

Schlaf 29
Sommersprossen 41
Stress 29

Tagescreme 14

Wasser trinken 24
Wimpern 112–125
- falsche 120ff., 124f.
- färben 112
- Mascara 115ff.
- Wimperntusche 115ff.

Wimpernzange 114, 118, 122, 124

Zähne 20f.
Zucker 27
Zuckerpeeling 82, 129